西藏与新疆地区慢性心肺疾病现状调查项目实施剪影

王增武　主编

U0218892

中国协和医科大学出版社

图书在版编目（CIP）数据

西藏与新疆地区慢性心肺疾病现状调查项目实施剪影／王增武主编．—北京：中国协和医科大学出版社，2018.7

ISBN 978－7－5679－1147－5

Ⅰ.①西…　Ⅱ.①王…　Ⅲ.①心脏血管疾病－慢性病－调查研究－西藏②心脏血管疾病－慢性病－调查研究－新疆③肺疾病－慢性病－调查研究－西藏④肺疾病－慢性病－调查研究－新疆　Ⅳ.①R54②R563

中国版本图书馆 CIP 数据核字（2018）第 145363 号

西藏与新疆地区慢性心肺疾病现状调查项目实施剪影

主　　编：王增武
责任编辑：顾良军

出版发行：**中国协和医科大学出版社**
　　　　　（北京东单三条九号　邮编 100730　电话 65260431）
网　　址：www.pumcp.com
经　　销：新华书店总店北京发行所
印　　刷：中煤（北京）印务有限公司

开　　本：787×1092　　　　1/16
印　　张：8.5
字　　数：100 千字
版　　次：2018 年 7 月第 1 版
印　　次：2018 年 7 月第 1 次印刷
定　　价：94.00 元

ISBN 978－7－5679－1147－5

前　言

人民健康是民族昌盛和国家富强的重要标志

　　一幅幅朴实的照片、一组组感人的镜头生动地记录了近两年来我们的一线医务人员和志愿者在西藏、新疆少数民族地区开展"慢性心肺疾病现状调查研究"的画面。在这项惠及民生健康的公益性调查活动中，共有13，295名汉、藏、维吾尔等多个民族的群众直接接受调查并受益。

　　人民健康是民族昌盛和国家富强的重要标志。2015年6月至2017年底，秉承为人民健康服务的理念，国家卫生与计划生育委员会对"西藏与新疆地区慢性心肺疾病现状调查研究"项目正式立项。这是一个重大的公益活动项目，目的在于全面准确掌握新疆、西藏地区居民慢性心肺疾病及其主要危险因素的流行现状，制定科学、可行的疾病防治规划和策略，有效预防和控制慢性心肺疾病，减少其对西藏和新疆居民健康的危害。有上万群众接受了调查，将有更多的群众受益。在国家卫计委、解放军总后勤部以及西藏自治区、新疆维吾尔自治区卫计委的领导下，该项目由国家心血管病中心联合北京医院、中国疾病预防控制中心、中国人民解放军总医院、新疆维吾尔自治区人民医院等单位，带动基层、社区行政和医疗机构，协作完成。

　　该项目以心肺疾病调查为主，关注关心群众的健康状况和生活习惯，全面系统地调查了包括高血压、慢性阻塞性肺疾病、支气管哮喘、慢性肺源性心脏病、超重肥胖、糖尿病、血脂异常、心房颤动、慢性心力衰竭、瓣膜性心脏病、高原性心脏病、外周动脉疾病、先天性心脏病等在内的多种重要心肺疾病在西藏和新疆的流行状况。调查内容包括健康状况和心血管事件等。其中，健康状况调查包括吸烟、饮酒、高血压、糖尿病等心血管疾病病史，以及居住环境、职业接触情况、呼吸道症状、哮喘、慢性阻塞性肺病等的病史资料；也涉及身高、体重、体脂、腰围、血压、肺功能、血氧饱和度等的测量／测定以及心电图和胸部X线检查等；实验室检查包括空腹血糖、血脂三项、血肌酐、血钾等内容。通过全面细致的调查和系统分析，本研究为了解两地慢性心肺疾病的现状及制定相应的防治策略提供了一手资料。调查关系到每个人的健康，受到地方群众的广泛欢迎。

　　本书所选照片，有大家在一线为群众查体的镜头，有同志们翻山越岭的画面，有各级领导高度重视这项工作的身影。调查涵盖新疆七个区县、西藏六个区县。边远地区具有特殊的地理环境和气候条件，人口分散，路途遥远，这都给调查带来了难以想象的困难。二百多名医务工作者发扬全心全意为人民服务的精神，克服恶劣的环境条件，迎难而上，顺利完成了调查任务。其中，新疆维吾尔自治区调查 15 岁以上居民共 7,394 人，西藏自治区调查 15 岁以上居民共 5,801 人。这项公益活动艰苦而繁杂。本书所选照片充分体现了一线医务人员高度负责和吃苦耐劳的精神，也体现了国家和社会对老少边地区人民群众健康事业的关怀。

没有全民健康就没有全民小康。我们希望通过这些公益活动的镜头，抛砖引玉，激励大家再接再厉，为人民健康美好的幸福生活努力奋斗！

编者

2018 年 1 月

目 录

第一章 项目介绍 ·· 1

第二章 项目掠影 ·· 7

第一节 会议 ·· 9

一、重要会议 ·· 9

西藏、新疆地区心肺疾病流行病学调查论证会 ·········· 9

"西藏与新疆地区慢性心肺疾病现状调查研究"项目启动会 ···· 10

项目筹备阶段考察 ····································· 11

西藏地区启动会 ······································· 12

新疆地区启动会 ······································· 13

2015 年课题年度总结会 ······························· 15

2016 年课题年度总结会 ······························· 23

2017 年课题阶段总结会暨慢病管理培训会 ··············· 25

"西藏与新疆地区慢性心肺疾病现状调查研究"项目结题会 ··· 30

二、例会 ·· 34

项目准备工作讨论会 ··································· 34

西藏地区调查讨论例会 ································· 35

西藏林芝预调查以及调查点考察 ························· 37

第二节 各点培训及现场调查 ···························· 41

一、新疆维吾尔自治区培训、现场调查回顾 ··············· 41

二、西藏自治区培训、现场调查回顾 ····················· 68

第三节 花絮 ·· 93

第三章 参与人员 ··· 103

第一章　项目介绍

西藏自治区（简称"西藏"）和新疆维吾尔自治区（简称"新疆"）分别地处我国西南和西北边陲，是我国面积最大的两个自治区。由于自然条件和历史等原因，两地发展基础相对薄弱。国家一直高度重视西藏和新疆的经济和社会发展。从医疗卫生事业来看，两地取得了长足进展，基础设施更加健全，居民总体健康状况指标也有了改善。然而，两地居民的健康状况与内地仍有差距。以人均期望寿命为例，同时期相比与内地可相差 10 岁左右。除了西藏和新疆地区独特的自然环境和气候条件外，当地以牛羊肉为主、较少摄入蔬菜水果的高脂肪、高热量、高蛋白传统饮食及独特的少数民族文化和生活方式使得这两个地区的疾病谱特征与内地相比有明显的特殊性。目前我们对于严重危害居民健康的重要心肺疾病（如高血压、冠心病、慢性阻塞性肺疾病、脑卒中、先天性心脏病等）在内地的流行和分布已经有了比较清晰的认识，但是对于这些重要疾病在西藏和新疆的流行状况尚缺乏全面系统的了解。此外，高海拔地区特有的疾病——高原性心脏病目前的流行情况也缺乏最新的系统性调查资料，因此在我国新疆、西藏地区较难有针对性地制定和实施疾病防控策略和措施。

为了制定科学、可行的疾病防治规划和策略，有效预防和控制慢性心肺疾病，减少其对西藏和新疆居民健康的危害，国家心血管病中心作为牵头单位，北京医院、中国人民解放军总医院、新疆维吾尔自治区人民医院、中国疾病预防控制中心作为协作单位，组织申请了此次"西藏与新疆地区慢性心肺疾病现状调查研究"，对包括高血压、慢性阻塞性肺疾病、支气管哮喘、慢性肺源性心脏病、超重/肥胖、糖尿病、血脂异常、心房颤动、慢性心力衰竭、瓣膜性心脏病、高原性心脏病、外周动脉疾病、先天性心脏病等在内的多种重要的心肺疾病在西藏和新疆的流行状况进行一次系统的调查，并以此为基础，在西藏和新疆地区开展长期的心肺疾病监测；明确影响西藏和新疆居民健康的主要心肺疾病，找出上述疾病分布和流行的规律；有针对性地制定出西藏和新疆心肺疾病中长期防治策略等。

"西藏与新疆地区慢性心肺疾病现状调查研究"项目于 2014 年 2 月 25 日通过国家卫生计生委科教司 2014 年度公益性科研行业专项项目立项，2015~2017 年完成现场调查、数据收集等，并于 2017 年 12 月顺利结题。

中国医学科学院

转发国家卫生计生委科教司关于 2014 年度
公益性行业科研专项项目立项的通知

医科科发便函[2014]13 号

相关所院科研处：

根据国卫科教规划便函[2004]30 号通知，我院 2014 年组织推荐的五个公益性行业专项项目准予立项（见附件）。

各所院科研处应严格执行《卫生行业科研专项经费管理暂行办法》（卫规财发[2008]46 号）和《财政部 科技部关于调整国家科技计划和公益性行业科研专项经费管理办法若干规定的通知》（财教[2011]434 号），确保研究任务按期完成，经费使用合理规范。有关项目进展情况请及时与院校科技管理处沟通。

附件：国家卫生计生委科教司关于 2014 年度公益性行业科研专项项目立项的通知

中国医学科学院科技管理处

二〇一四年三月十日

国家卫生计生委司（局）便函

国卫科教规划便函〔2014〕30号

国家卫生计生委科教司关于2014年度
公益性行业科研专项项目立项的通知

各有关项目组织推荐单位：

根据财政部《关于批复2014年度公益性行业科研专项经费项目总预算的通知》（财教〔2014〕8号）文件，同意你单位组织推荐的项目立项（附件）。

根据《卫生行业科研专项经费管理暂行办法》，项目预算将在任务书签订后，统一下达到项目承担单位（中央预算单位纳入各单位部门预算统一下达），由项目承担单位根据项目实施进展，在财政部已批复的项目参加单位预算规模内，拨付给其他项目参加单位，不得随意转拨。

请严格执行《卫生行业科研专项经费管理暂行办法》（卫规财发〔2008〕46号）和《财政部 科技部关于调整国家科技计划和公益性行业科研专项经费管理办法若干规定的通知》（财教〔2011〕434号），切实加强项目经费管理和过程监督，督促项目承担单位完善相关内部管理制度，确保研究任务按期完成。有关项目的进展情况请及时报送我司。

附件：2014年度公益性行业科研专项各组织推荐单位项目立项清单

国家卫生计生委科教司
2014年2月25日

（信息公开形式：依申请公开）

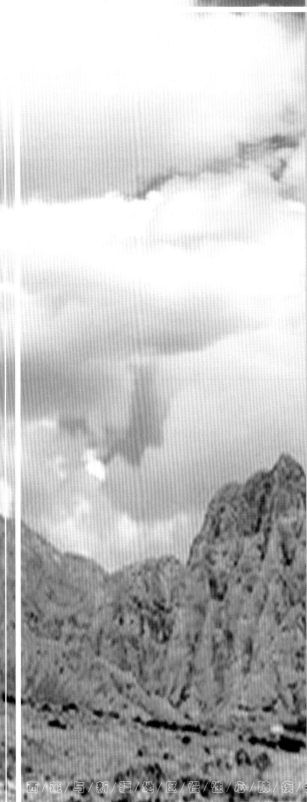

第二章　项目掠影

第一节　会　议

一、重要会议

西藏、新疆地区心肺疾病流行病学调查论证会

2013年1月29日，课题组在北京中苑宾馆召开"西藏、新疆地区心肺疾病流行病学调查"论证会。会议邀请了心血管及流行病学领域的专家，对此次调查方案设计等进行论证。

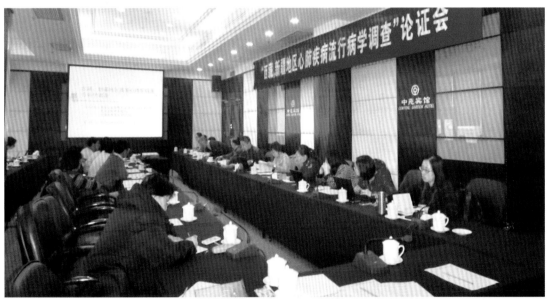

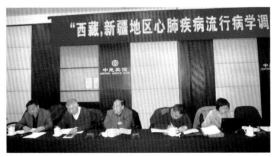
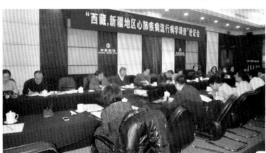

会议现场

"西藏与新疆地区慢性心肺疾病现状调查研究"项目启动会

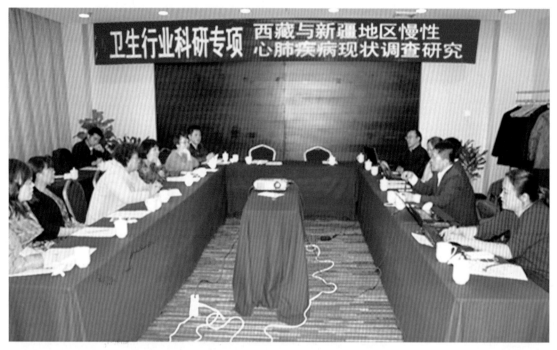

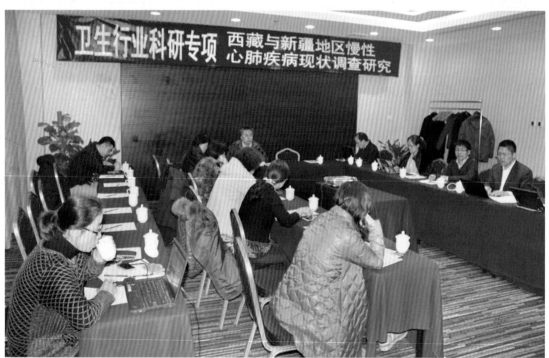

会议现场

项目筹备阶段考察

项目筹备阶段，课题组王增武教授、张林峰教授、郭敏等一行对项目筹备工作进行了考察，图为考察中心实验室。

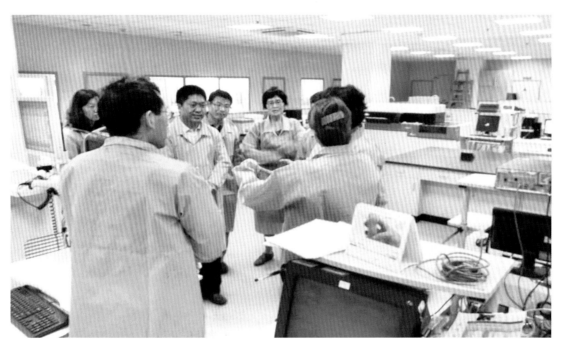

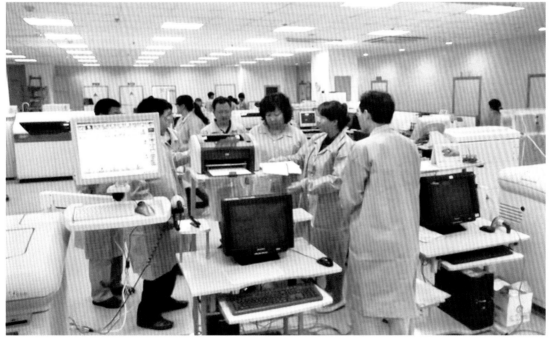

西藏地区启动会

公益性行业科研专项"西藏与新疆地区慢性心肺疾病现状调查研究"西藏自治区项目启动暨培训会于2014年12月21～25日在西藏拉萨召开。国家卫生计生委科教司总后卫生部科训局、西藏自治区卫生计生委、西藏军区的有关领导，国家心血管病中心、卫生部北京医院和西藏地区项目牵头单位解放军总医院的专家和工作人员以及西藏地区项目实施单位的相关人员等出席了会议。

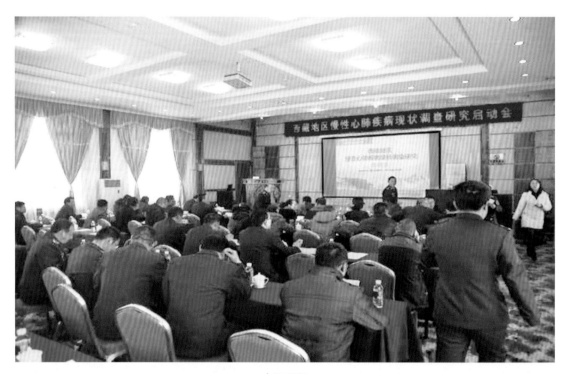

会议现场

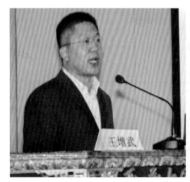
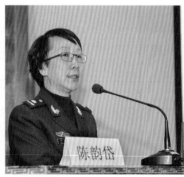
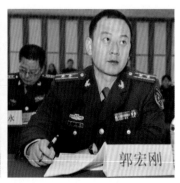

国家心血管病中心王增武教授、西藏地区项目负责人解放军总医院陈韵岱主任等对项目进行介绍

新疆地区启动会

公益性行业科研专项"西藏与新疆地区慢性心肺疾病现状调查研究"新疆地区项目启动暨调查人员培训会于 2015 年 4 月召开。国家心血管病中心、卫生部北京医院和新疆地区项目牵头单位新疆维吾尔自治区人民医院的专家和工作人员以及新疆地区项目实施单位的相关人员出席了此次会议。

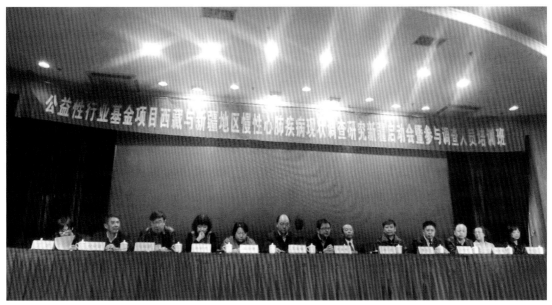

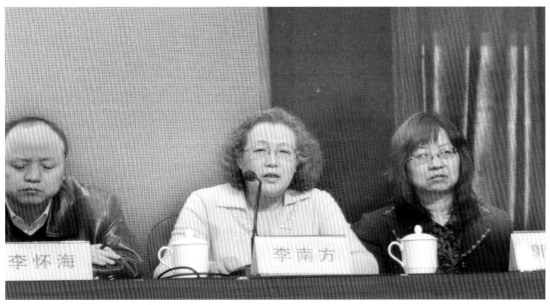

会议现场：新疆维吾尔自治区人民医院李南方院长讲话

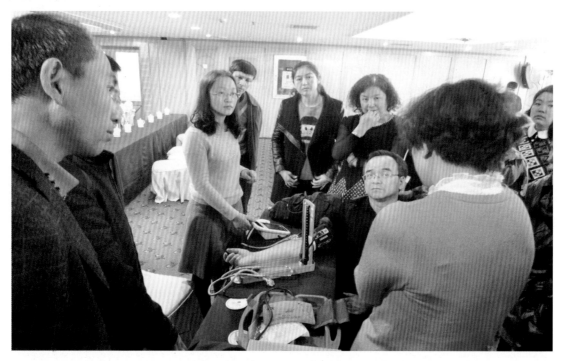

新疆地区血压测量培训

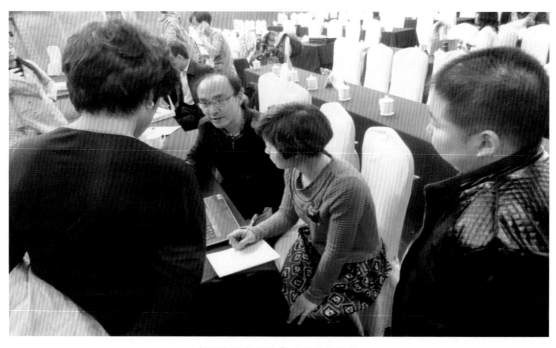

新疆地区数据收集系统现场培训

2015 年课题年度总结会

2015 年 11 月 27 日，公益性行业科研专项"西藏与新疆地区慢性心肺疾病现状调查研究"项目组在北京裕龙酒店召开了 2015 年度工作总结会。分管此项工作的国家卫计委吴良友处长、国家心血管病中心办公室郑哲主任、课题专家组的高润霖院士、王辰院士、刘力生教授、陈伟伟教授、朱曼璐教授以及来自国家心血管病中心、北京医院、解放军总医院、新疆维吾尔自治区人民医院、中国疾病预防控制中心和西藏、新疆 13 个区县的相关领导、课题负责人和课题骨干 40 余人参加了此次会议。新疆、西藏项目意义重大，受到领导的高度重视与支持；但由于地理气候、环境、民族等因素，工作开展难度较大。尽管如此，大部分单位克服困难完成了本年度的工作。此次会议对课题的进展进行了总结，交流和讨论了各地区在项目进展过程中遇到的困难和解决方法，对下一阶段的工作进行了部署和展望。

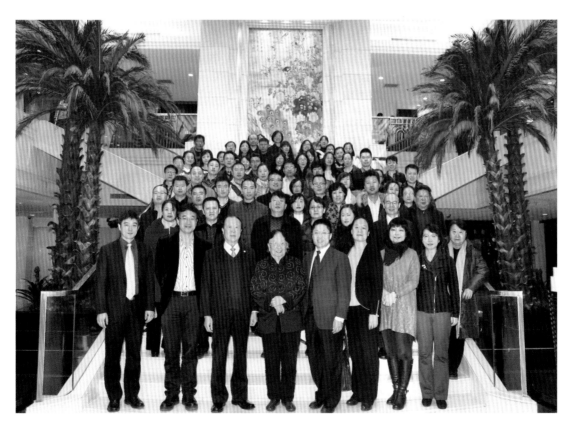

"西藏与新疆地区慢性心肺疾病现状调查研究"项目 2015 年总结会会议合影

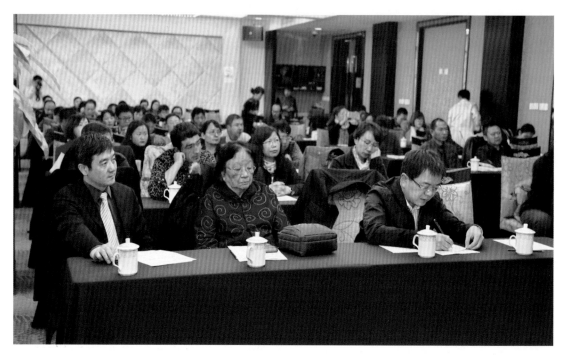

会议现场

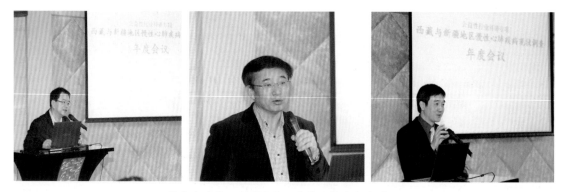

吴良友处长、王辰院士、郑哲院长在会上讲话

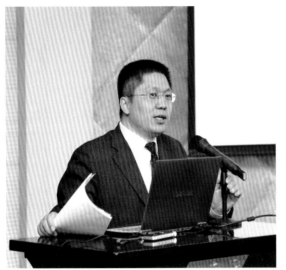 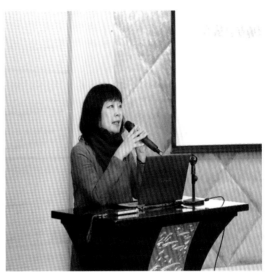

王增武主任和郭岩斐主任在会上讲话

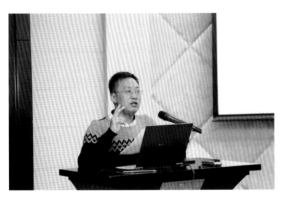 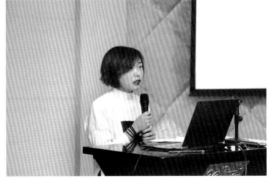

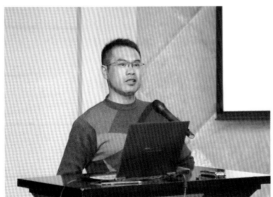 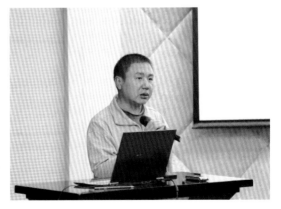

各调查点代表发言交流

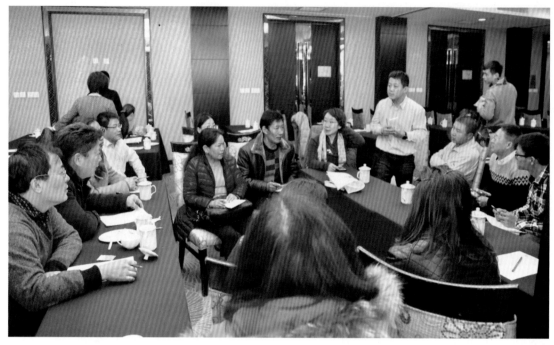

西藏地区各参与单位间进行经验交流

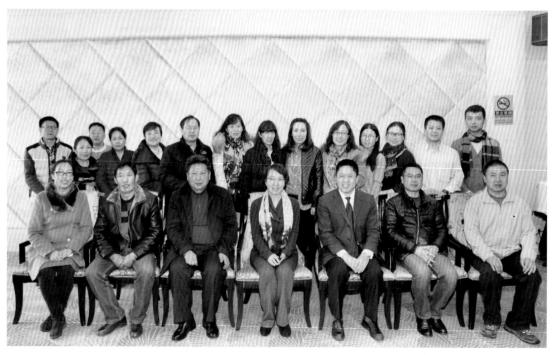

西藏团队会议现场合影

总结会上还对目前已经完成现场调查和数据核对的单位以及前期工作组织和现场调查中表现突出的个人进行了表彰。吴良友处长、刘力生教授、高润霖院士、王辰院士、郑哲主任等为获奖人员颁发了获奖证书并合影留念。

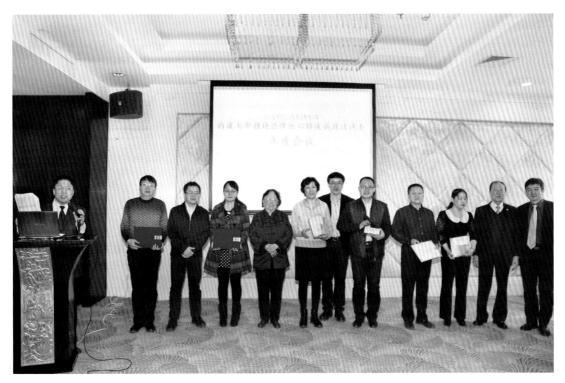

参会专家对先进集体和先进个人进行表彰

"西藏与新疆地区慢性心肺疾病现状调查研究"项目2015年总结会会议结束后，课题组组织了全体参会人员参观国家心血管病中心。

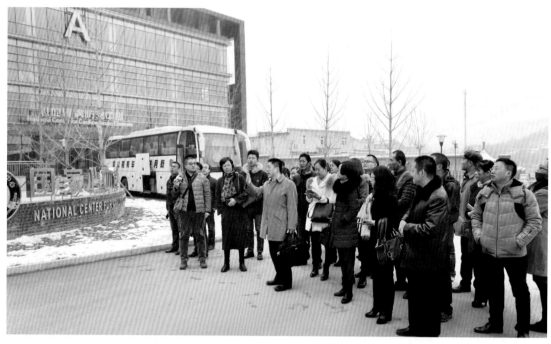

王增武主任带领大家参观国家心血管病中心

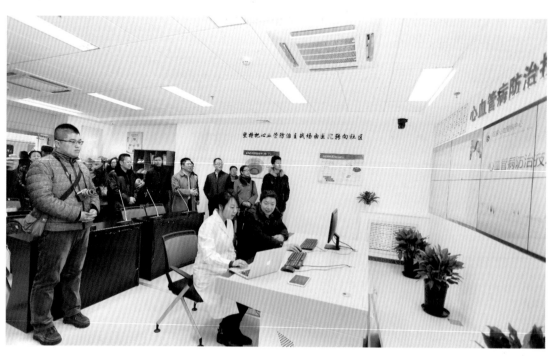

参观心血管病防治技术平台

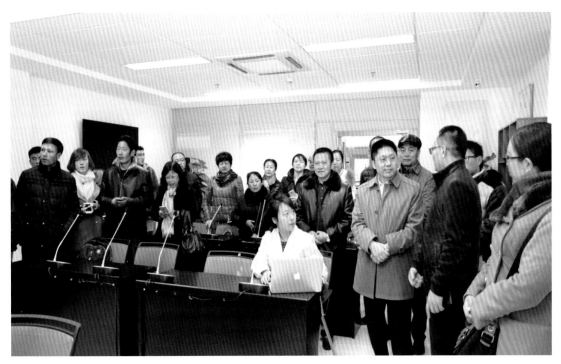

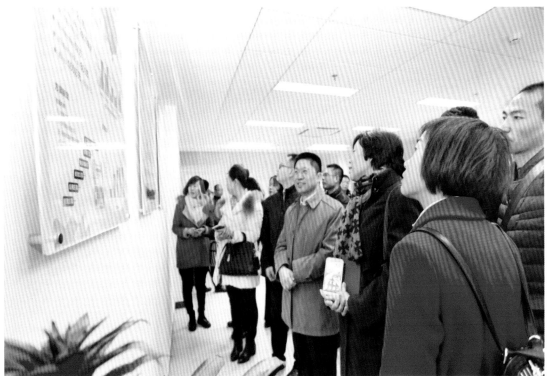

王增武主任向参会代表介绍心血管病防治技术平台

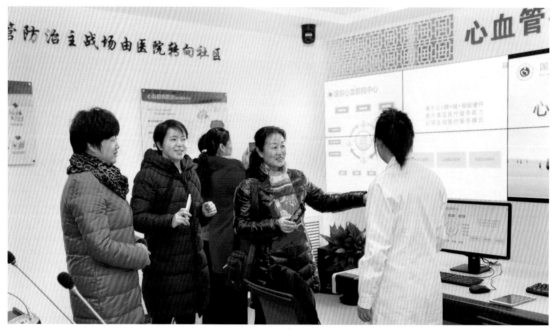

工作人员向参会代表详细介绍心血管病社区防治网络平台

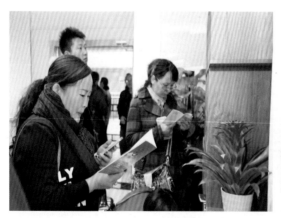
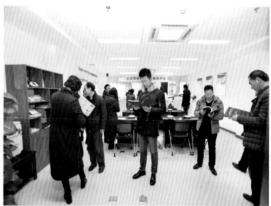

参会代表阅读《中国心血管病报告》等资料

2016 年课题年度总结会

2016 年 10 月 22 日，由北京医院呼吸与危重症医学科承办的"公益性行业科研专项'西藏与新疆地区慢性心肺疾病现状调查研究'2016 年度总结会议"在蓉城成都隆重举行。卫计委疾控局慢病处处长吴良有、国家呼吸内科医疗质量控制中心主任王辰院士以及项目组王增武、郭岩斐、李南方、陈韵岱、翟屹及各任务组骨干人员 60 余人参加了会议。

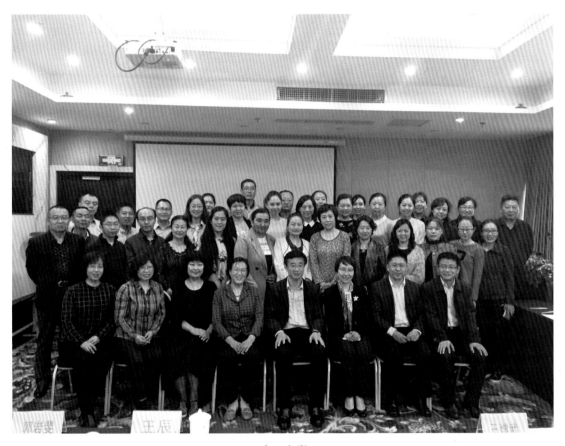

会议合影

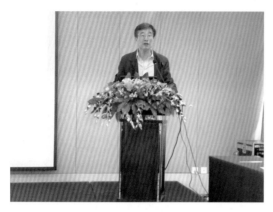

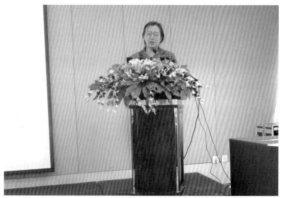

中国工程院王辰院士在会上致辞　　　　　　　　李南方教授介绍新疆心肺疾病调研进展

　　会议期间，项目组组织参会代表们参观了成都市高血压管理示范社区，了解和学习高血压及慢阻肺等慢病在社区管理经验和管理情况，以期圆满完成项目考核指标。

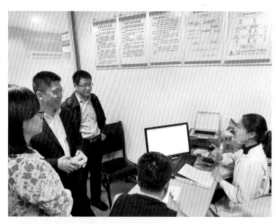

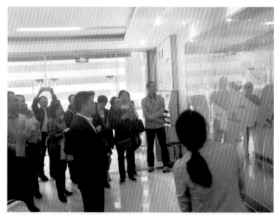

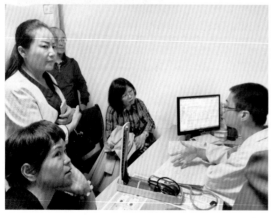

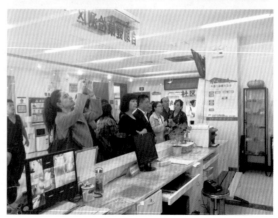

参会代表参观学习成都市高血压管理示范社区

2017 年课题阶段总结会暨慢病管理培训会

　　"西藏与新疆地区慢性心肺疾病现状调查研究"课题组 2017 年 4 月 11～12 日在拉萨市召开了课题阶段总结会暨慢病管理培训会。中国工程院王辰院士、国家卫计委疾控局常继乐监察专员、国家卫计委疾控局慢病处吴良有处长、国家卫计委科教司规划处牛腾飞、国家心血管病中心社区防治部王增武教授、北京医院呼吸内科郭岩斐教授、解放军总医院心血管内科冯斌教授、新疆维吾尔自治区人民医院高血压中心周玲教授等以及来自西藏与新疆两地区相关领导、课题负责人和课题骨干共 60 余人出席了此次会议。

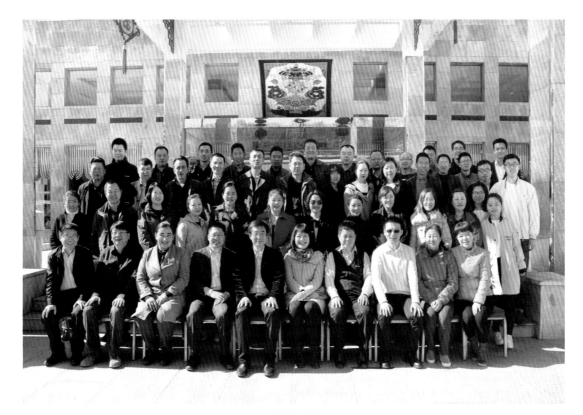

会议合影

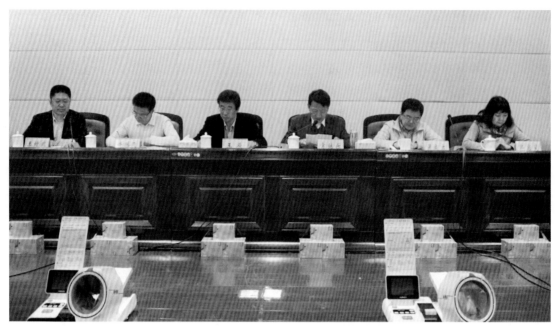

参会领导

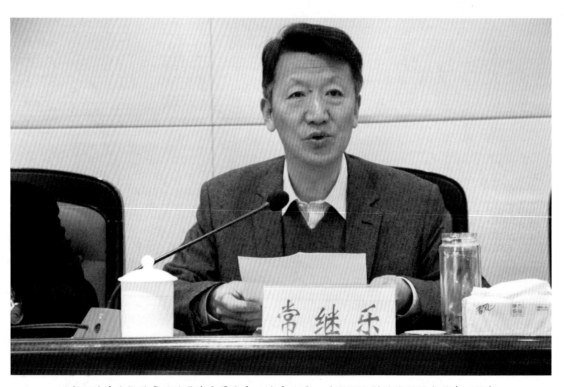

国家卫计委疾控局常继乐监察专员代表卫计委致辞，对课题取得的阶段性成果表示祝贺，
对所有为课题付出努力的科研人员表示感谢

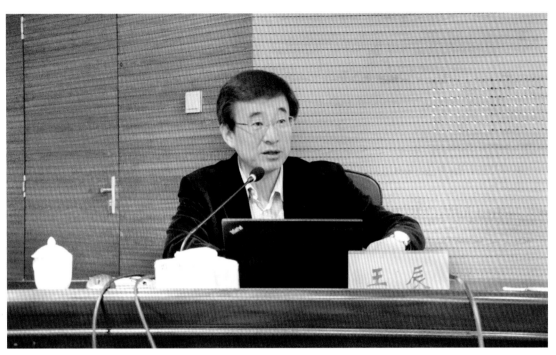

王辰院士以"中国慢阻肺患病率：最新全国流调结果"为题对我国慢阻肺流行现状及防治工作进行专题介绍

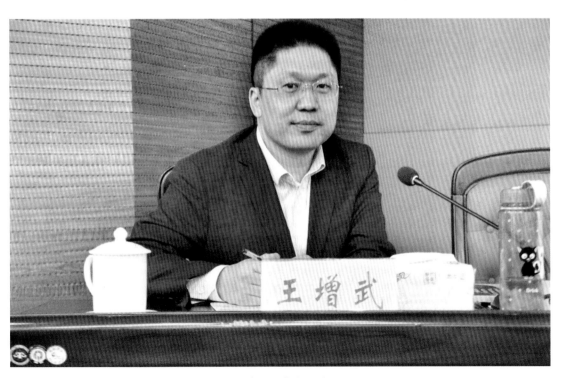

王增武主任在会上讲话

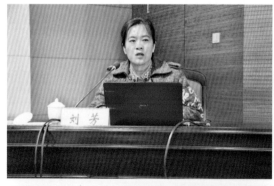
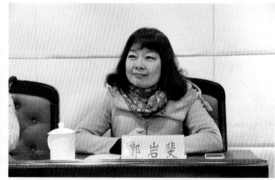
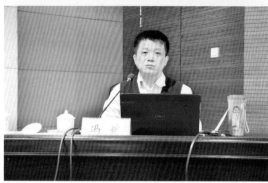
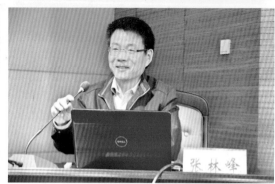

各负责人汇报慢性心肺疾病现状调查研究课题进展情况及中长期规划工作总结

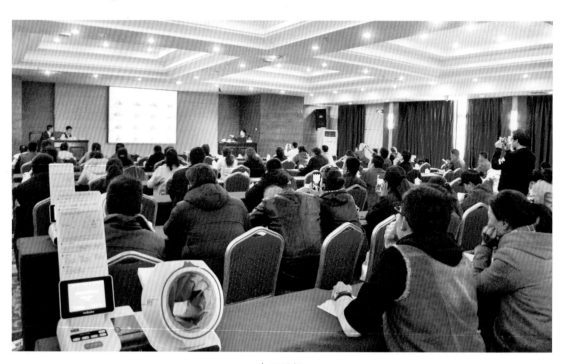

会议现场

参会领导向西藏地区参与调查的六家单位赠送"一大十小"血压监测设备动态血压计，为六家单位能够顺利加入和使用"心血管病防治技术服务平台"提供坚实的物质和技术基础。

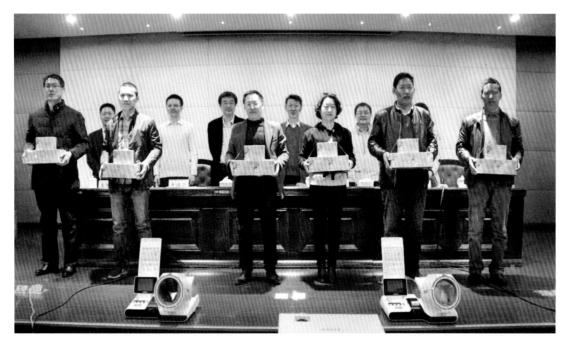

参会专家代表课题组向参会单位赠送动态血压计

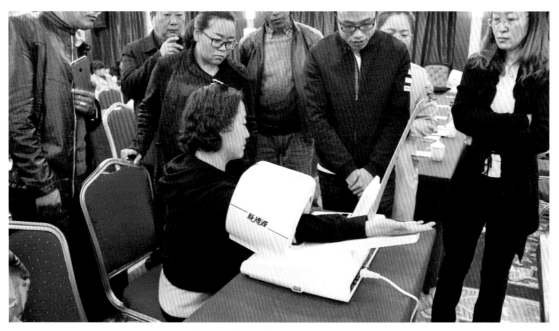

参会代表现场学习使用动态血压计

"西藏与新疆地区慢性心肺疾病现状调查研究"项目结题会

公益性科研行业专项"西藏与新疆地区慢性心肺疾病现状调查研究"项目结题及交流会议于 2017 年 11 月 22~24 日在厦门市召开。北京大学公共卫生学院陈育德教授、中国疾病预防控制中心金水高教授、上海市高血压研究所朱鼎良教授、北京宣武医院方向华教授、中国医学科学院医学信息研究所王小万教授、国家心血管病中心社区防治部王增武教授、阜外医院朱曼路教授、浙江医院唐新华教授、云南疾病预防控制中心主任医师肖义泽教授等以及来自西藏与新疆两地区相关领导、课题负责人和课题骨干共 50 余人出席了此次会议。

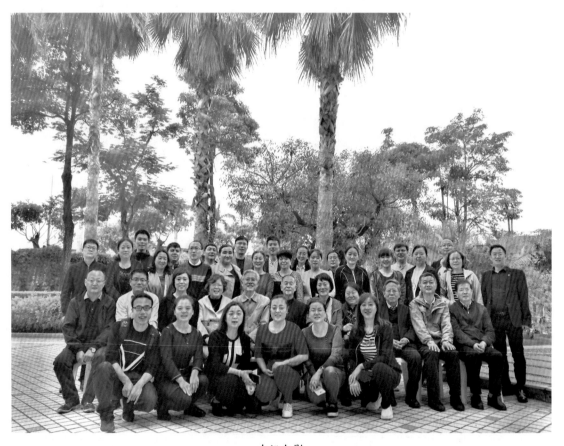

会议合影

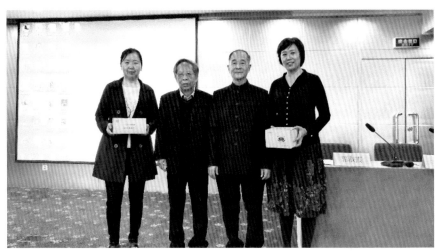

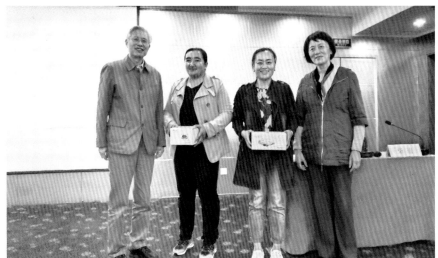

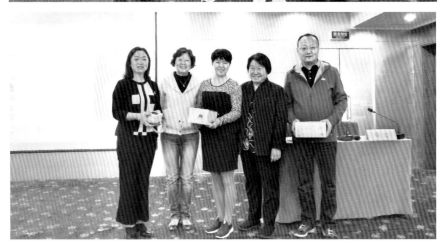

参会专家代表课题组向参会单位赠送血压计

会议期间，参会代表们前往厦门市思明区中华街道社区卫生服务中心参观学习。

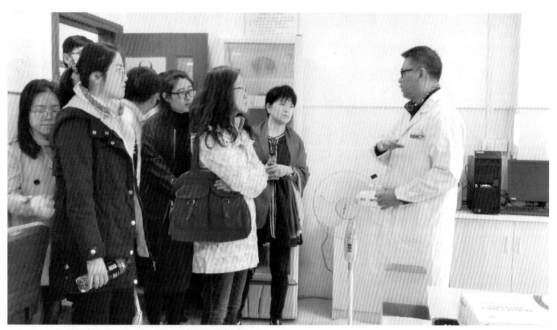

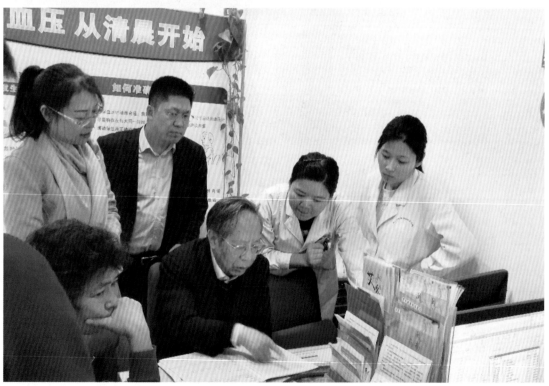

参观学习厦门市心血管疾病社区管理模式、家庭医生签约服务工作

　　"西藏与新疆地区慢性心肺疾病现状调查研究"项目通过卫计委项目验收后，项目组再次组织相关领导和专家召开讨论会。中国科学院院士顾东风院士、国家卫计委疾病预防控制局慢病处吴良友处长、阜外医院刘力生教授、王文教授、陈伟伟教授、朱曼璐教授、王增武教授等参与此次会议。会议就本项目的整体实施、现场调查、调查结果及中长期规划等内容进行了详细汇报，征求了各位专家领导的建议和意见以及下一步的初步意向。

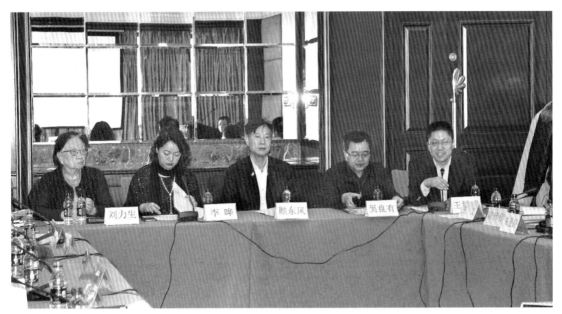

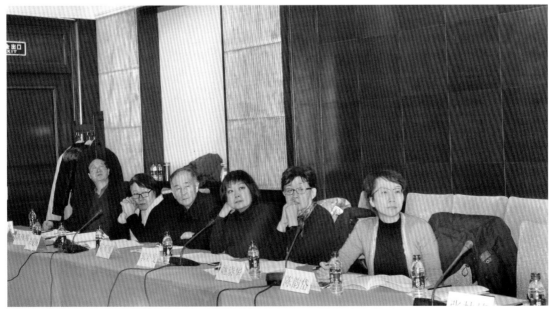

会议现场

二、例会

项目准备工作讨论会

2015 年 05 月 15 日，公益性行业科研专项"西藏与新疆地区慢性心肺疾病现状调查研究"项目组在北京召开了项目准备工作讨论会。此次讨论会的主要参加人员包括国家心血管病中心阜外心血管病医院的王增武、张林峰、王馨、陈祚、郭敏、赵天明和邹叶，卫生部北京医院的马雅立、柴迪和刘伟明，解放军总医院的冯斌，以及中国疾病预防控制中心的吴静和石文慧等。会议重点对项目启动的准备情况以及面临的困难和可能的解决办法等事宜进行了深入的交流和讨论。

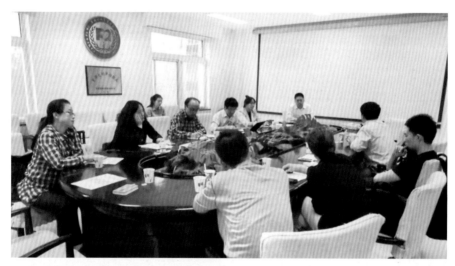

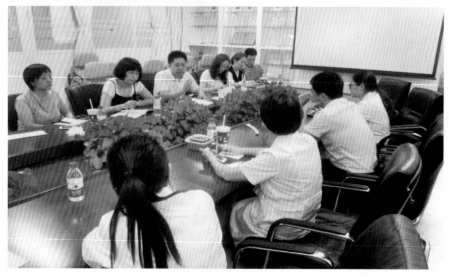

项目准备工作讨论会

西藏地区调查讨论例会

2015 年 7 月 2 日，公益性行业科研专项"西藏与新疆地区慢性心肺疾病现状调查研究"项目组在北京召开了西藏地区工作讨论会。此次讨论会的主要参加人员包括国家心血管病中心阜外医院的王增武、王馨、陈祚、赵天明、邹叶、董莹和聂静雨，卫生部北京医院的郭岩斐、马雅立、王玉霞和柴迪，中国人民解放军总医院的陈韵岱、冯斌、周珊珊和刘杰。继西藏的林芝地区和日喀则市的现场调查正式启动后，解放军总医院的各位专家在陈韵岱教授的带领下正在积极筹备和推动西藏地区其他调查点的启动。因此，此次会议重点对西藏地区项目启动、进展和质控的情况以及面临的困难和可能的解决办法等事宜进行了深入的交流和讨论。

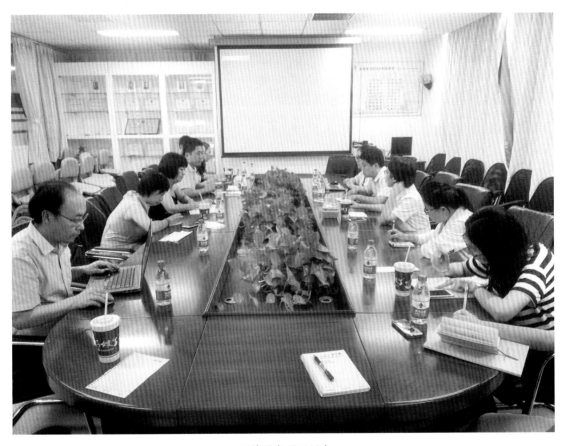

西藏调查项目例会

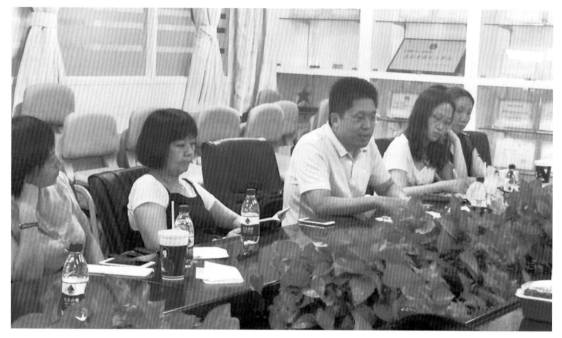

王增武主任在会议上讲话

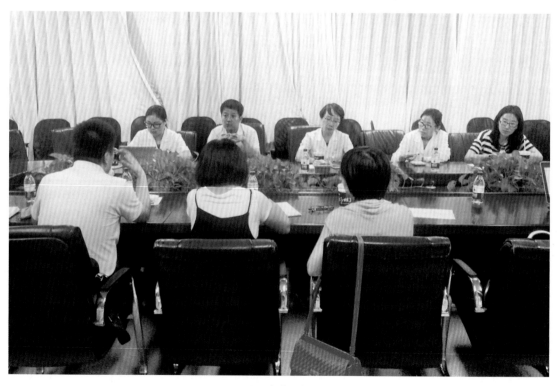

项目进展汇报

西藏林芝预调查以及调查点考察

公益性行业科研专项"西藏与新疆地区慢性心肺疾病现状调查研究"西藏自治区林芝地区预调查于 2014 年 8 月在西藏启动。预调查结束后，国家心血管病中心王增武主任等同北京医院、中国人民解放军总医院（301 医院）各位专家对此次预调查中出现的问题进行了总结讨论。

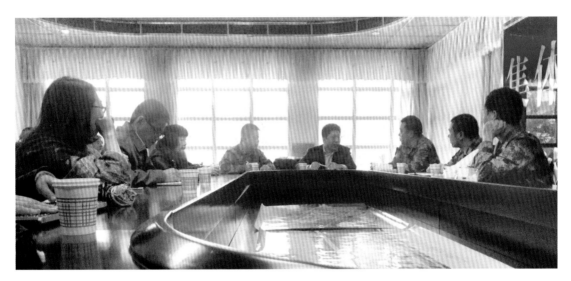

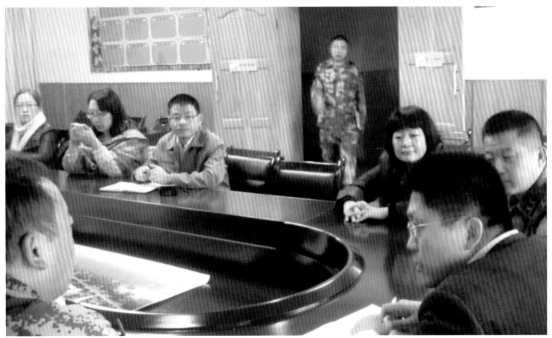

会议现场讨论

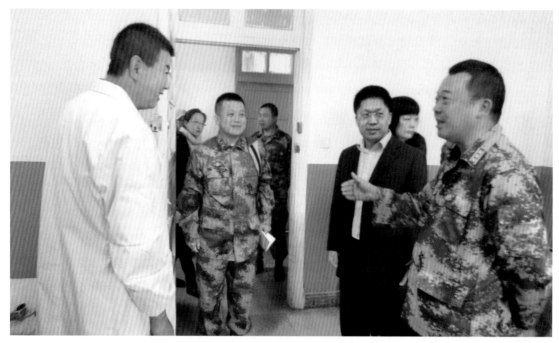

王增武主任一行参观当地医院

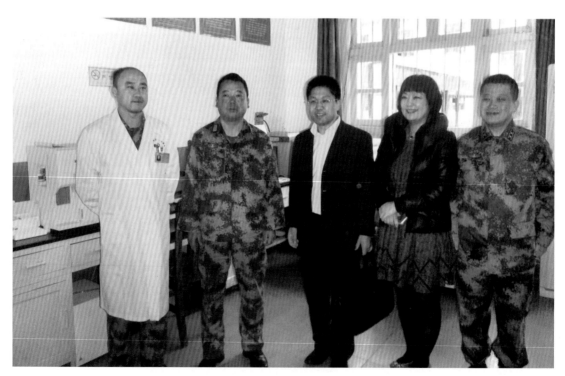

王增武主任、郭岩斐主任和冯斌主任与当地工作人员合影

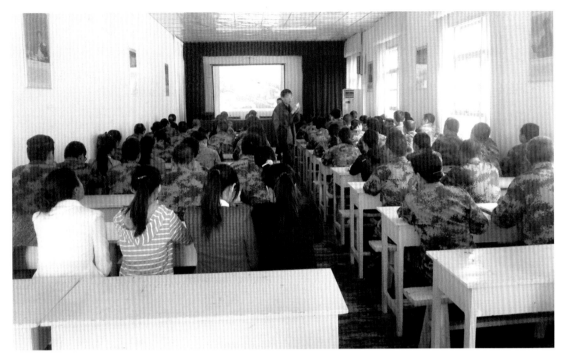

西藏地区项目培训

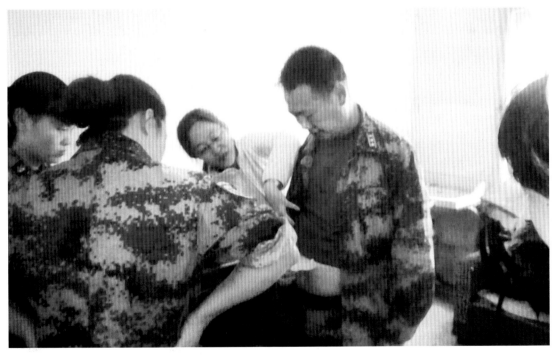

腰围尺正确使用培训

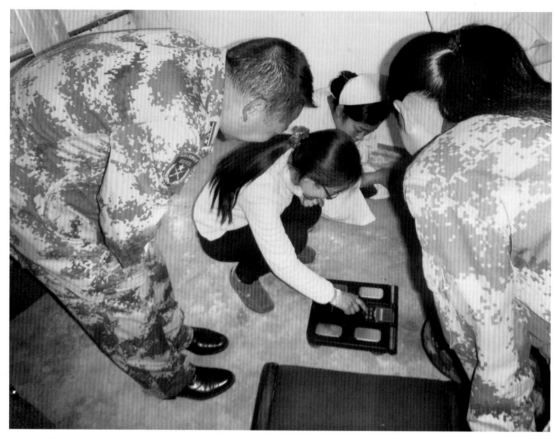

培训使用体脂测量仪

第二节 各点培训及现场调查

一、新疆维吾尔自治区培训、现场调查回顾

1. 伊宁市

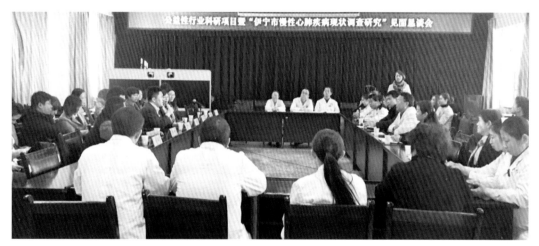

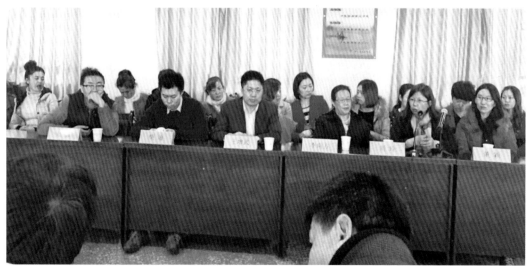

2015 年 11 月 10 日，伊宁市慢性心肺疾病现状调查研究见面恳谈会召开

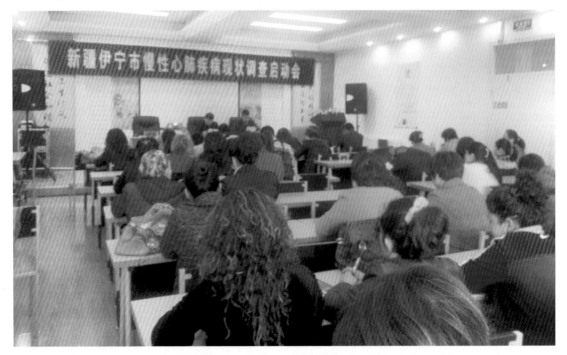

伊宁市卫生局局长米尔扎提做动员讲话

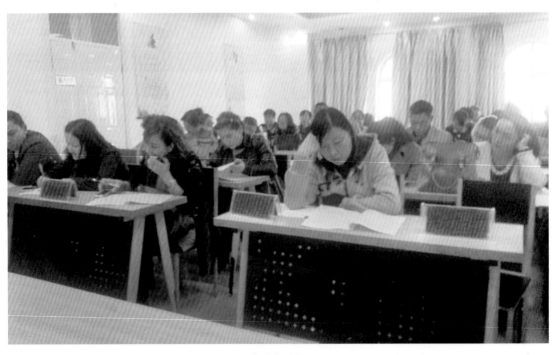

启动会现场

2. 和布克赛尔县

2015 年 8 月 29 日，新疆和布赛尔县召开"慢性心肺疾病现状调查"项目启动及培训会。

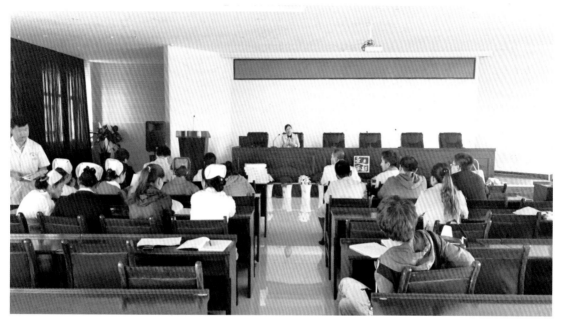

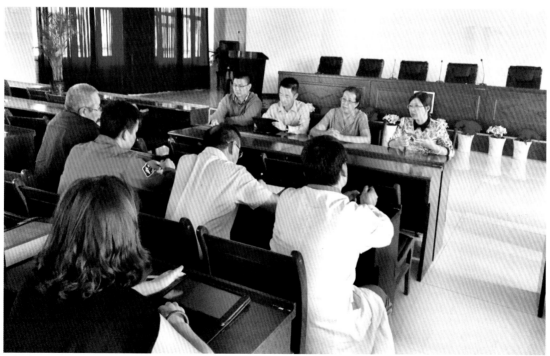

会议现场

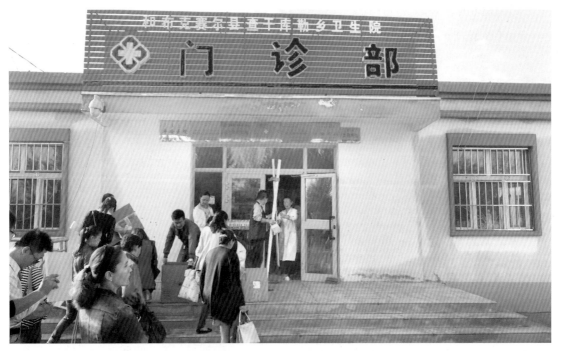

和布克赛尔县查干库勒乡现场调查准备工作

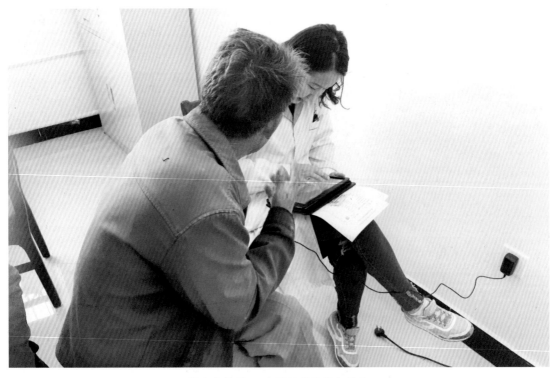

调查人员用 PAD 登记居民基本信息

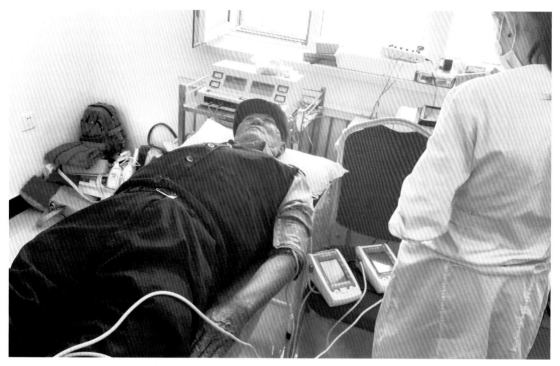

调查人员为居民测量踝臂指数

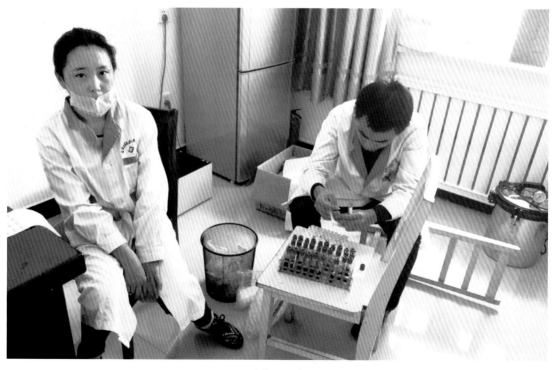

收集血标本

3. 福海县

2015 年 8 月 31 日，新疆福海县慢性心肺疾病现状调查项目启动。

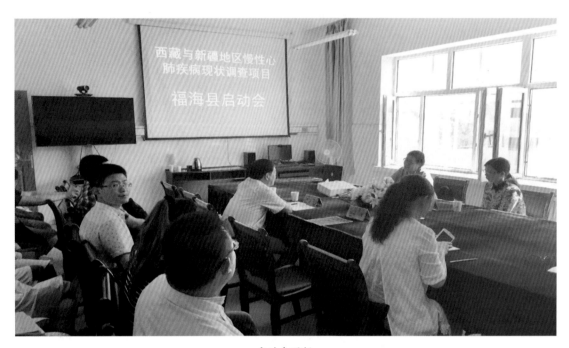

启动会现场

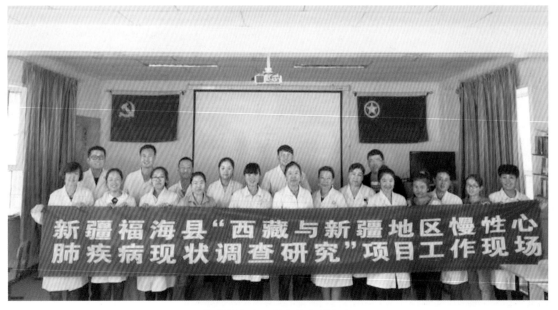

新疆福海县工作人员合影留念

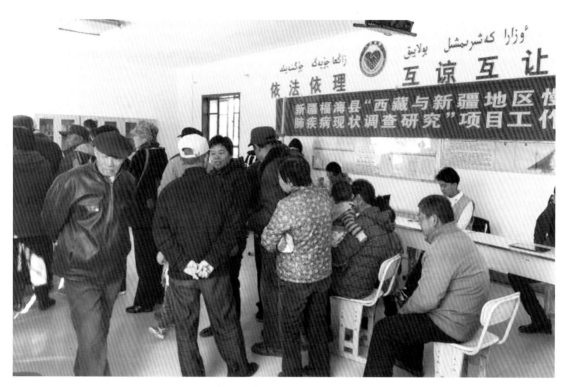

福海县调查现场：居民排队登记

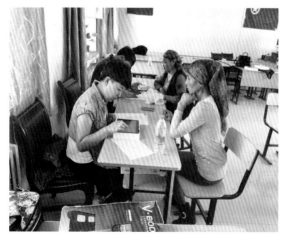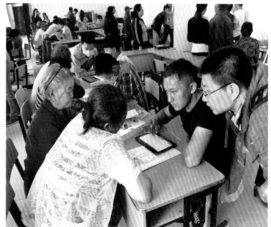

福海县调查现场：工作人员为调查对象录入基本信息

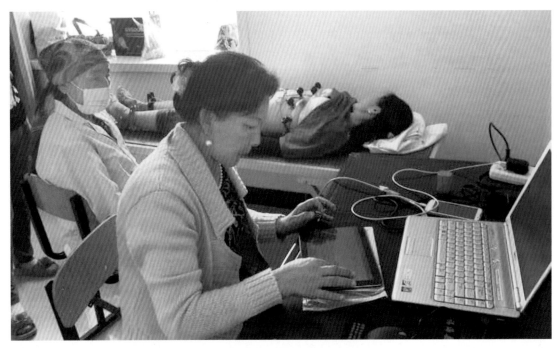

福海县调查现场：心电图检查

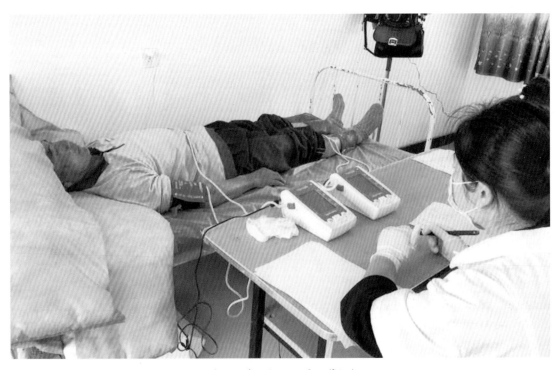

福海县调查现场：测量踝臂指数

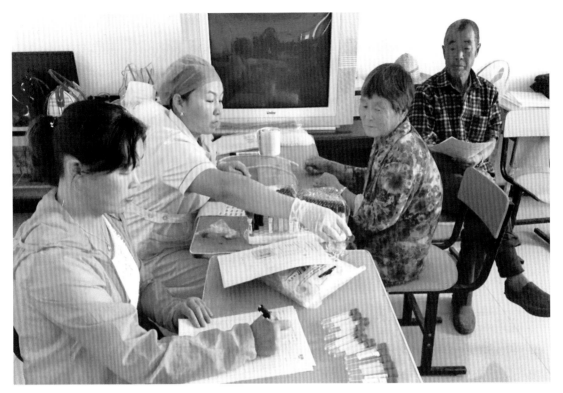

福海县调查现场：采集血标本

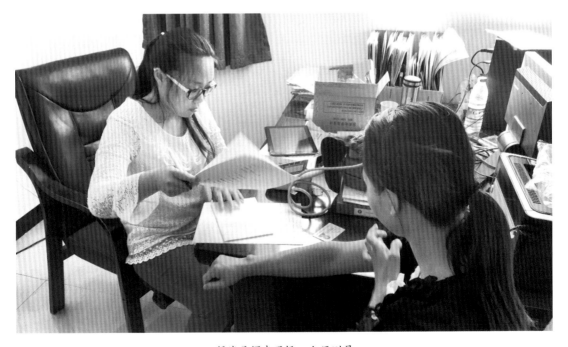

福海县调查现场：血压测量

4. 额敏县

2015 年 8 月 27 日，新疆额敏县召开慢性心肺疾病调查项目培训会。

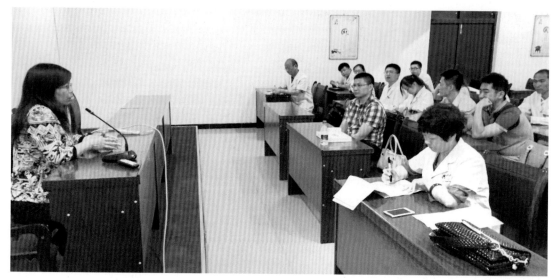

培训会现场

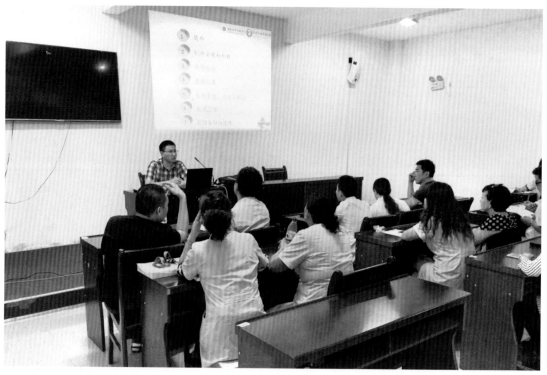

国家心血管病中心工作人员讲解 PAD 调查操作系统

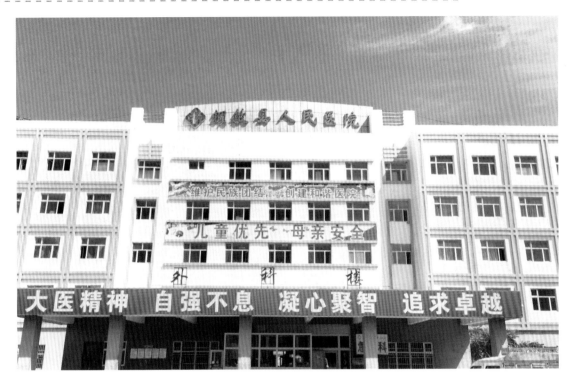

额敏县人民医院

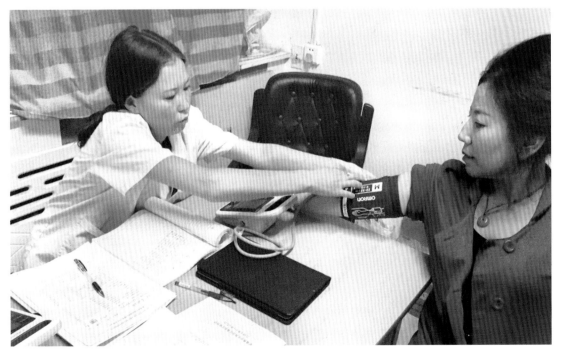

调查现场：血压测量

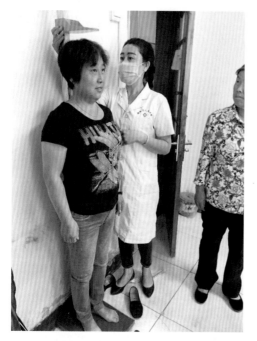
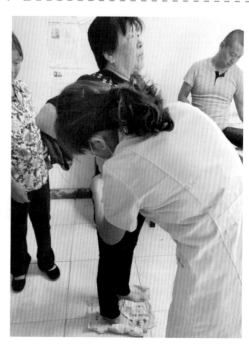

调查现场：测量身高、腰围

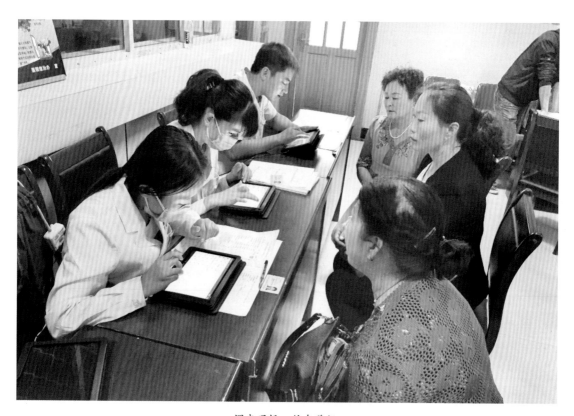

调查现场：信息登记

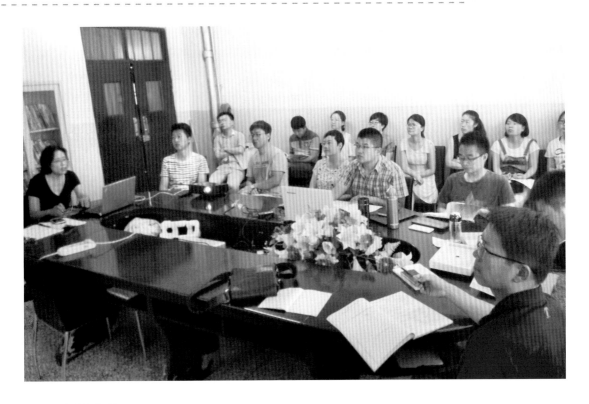

5. 阿合奇县

2015 年 7 月 20 日，新疆阿合奇县召开慢性心肺疾病现状调查培训会议。

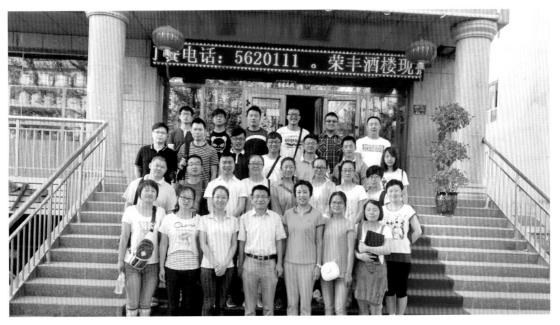

工作人员合影

　　2015 年 8 月初，阿合奇工作人员在村委会的支持下，多次下现场进行摸底工作，动员居民参与慢性心肺疾病调查。

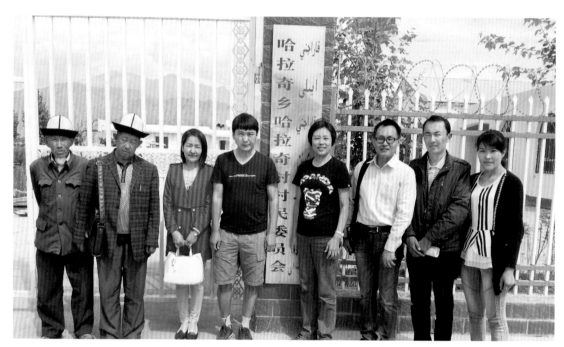

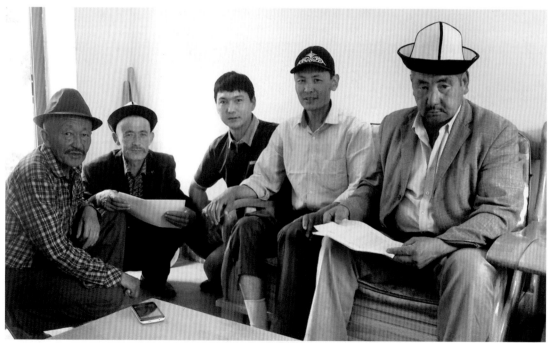

摸底及调查动员

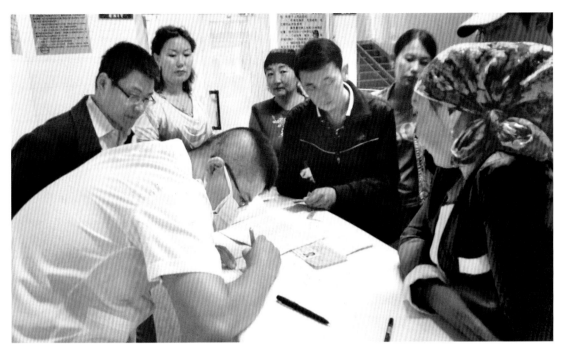

参与调查的居民在医院总台进行信息登记

登 记 表

序号	姓名	性别	出生日期	年龄	ID	完成情况	备注
66		男	2000.2.25	15	1691		
67		男	1996.8.16	18	1692		
68		男	1992.10.14	22	1693		
69		女	1999.7.10	16	2708		
70		男	1996.4.25	19	1694		
71		男	1996.10.25	18	1695		
72		男	1996.9.9	18	1696		
73		男	1976.10.22	38△	1697		
74		男	1972.5.6	43△	1698		
75		女	2000.3.18	15	2709		
76		男	1994.8.12	21	1699		
77		男	1994.6.21	21	1700		
~~78~~		~~男~~	~~1987.3.6~~	~~38~~	~~5460~~		
78		女	1991.10.5	23	2710		
79		男	1992.4.10	23	1701		
80		男	1991.10.17	23	1702		
81		男	1990.11.28	24	1703		
82		男女	1993.1.20	22	2711		
83		男	1994.9.1	20	1704		
84		男	1997.6.11	18	1705		
85		男	1994.10.1	20	1706		

调查登记表

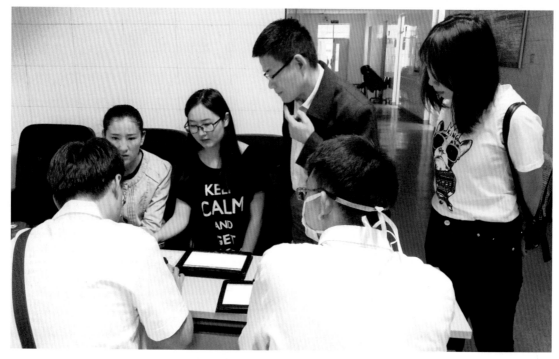

项目质控小组对问卷进行质控

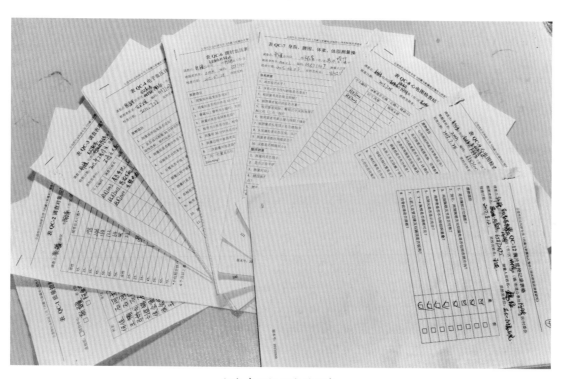

阿合奇现场调查质控表

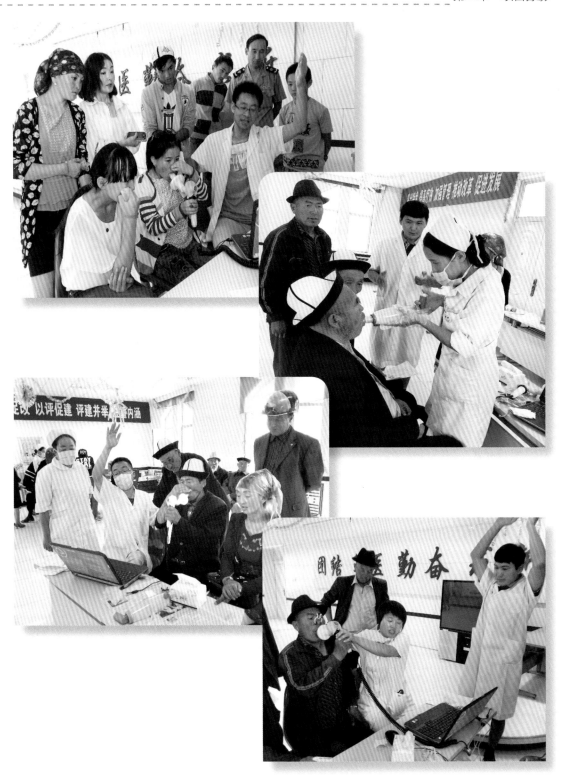

医护人员为村民做呼吸功能检查

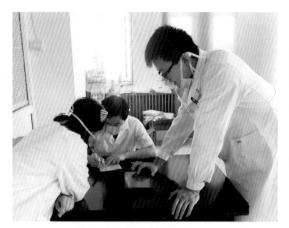
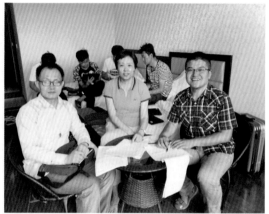
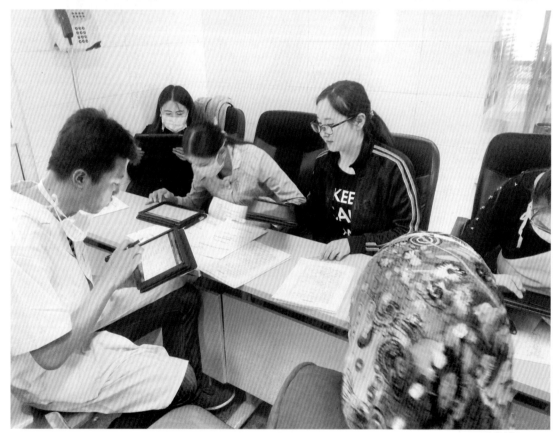

调查人员进行数据核对及汇总

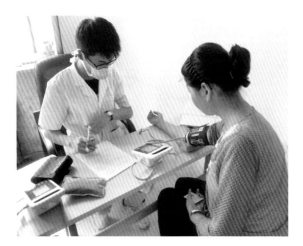
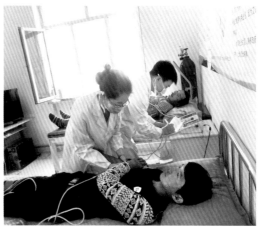
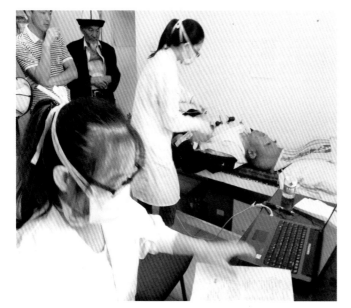
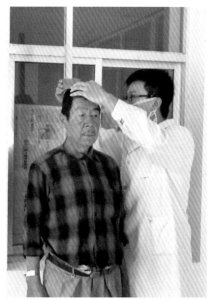

阿合奇调查现场：测量血压、踝臂指数、心电图、身高

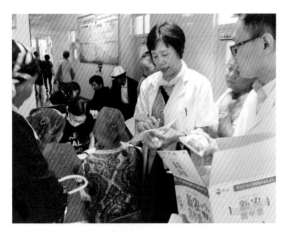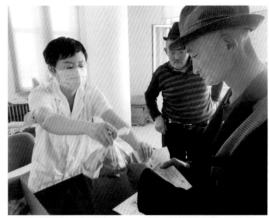

工作人员为参与调查的居民发放食物

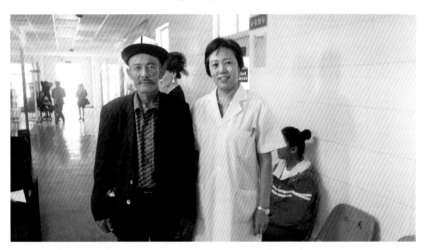

调查工作得到了当地村委会的大力支持。村大队长协助调查工作

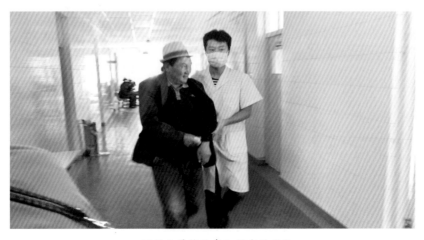

医护人员搀扶参加调查的居民

6. 塔什库尔干县

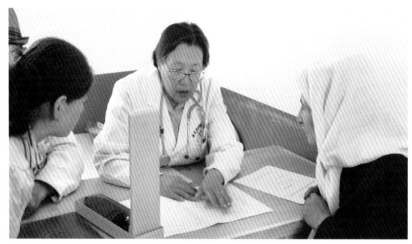

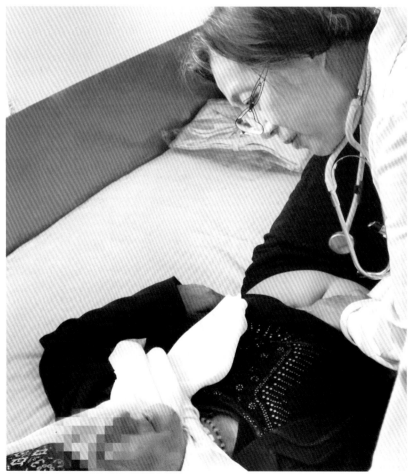

新疆维吾尔自治区人民医院李南方院长为当地居民做检查

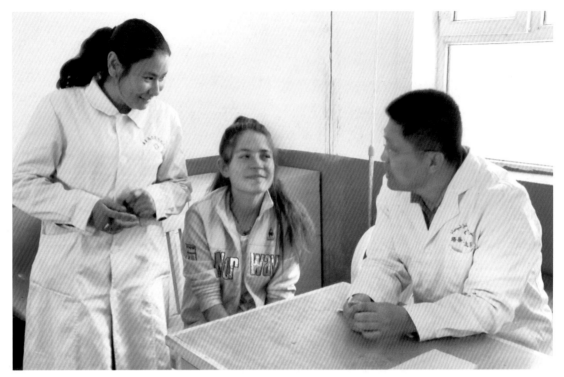

国家心血管病中心王增武主任参与现场调查工作

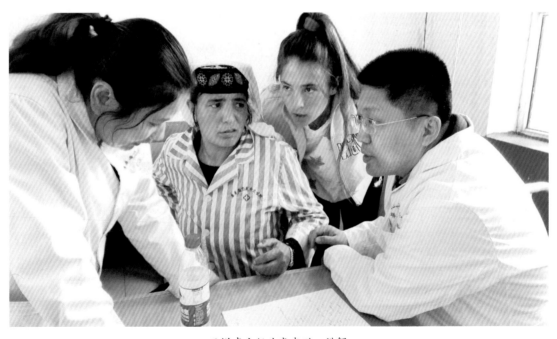

王增武主任为患者耐心讲解

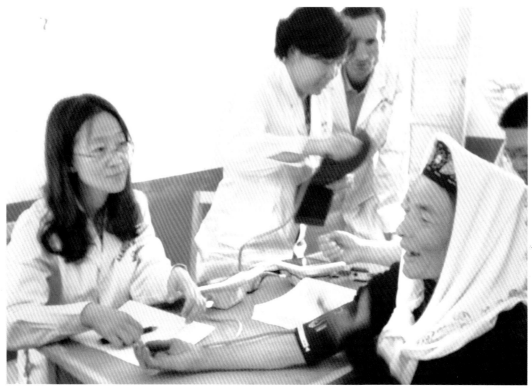

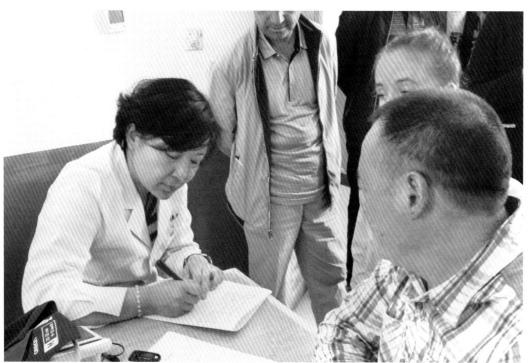

调查现场：测量血压

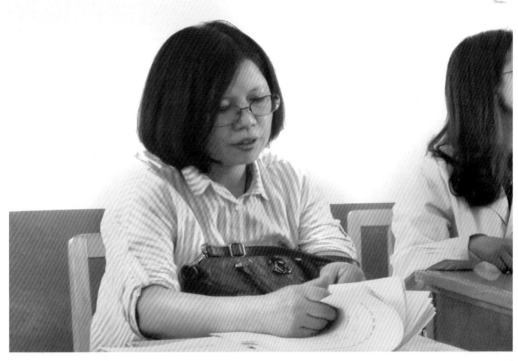

现场调查质控

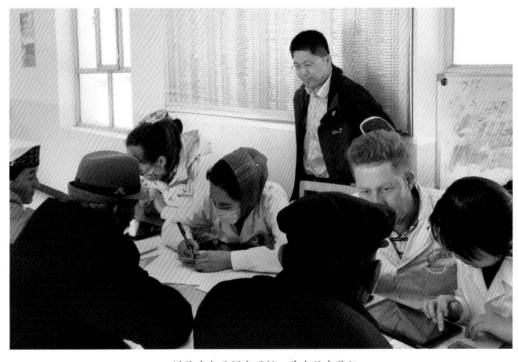

塔什库尔干调查现场：基本信息登记

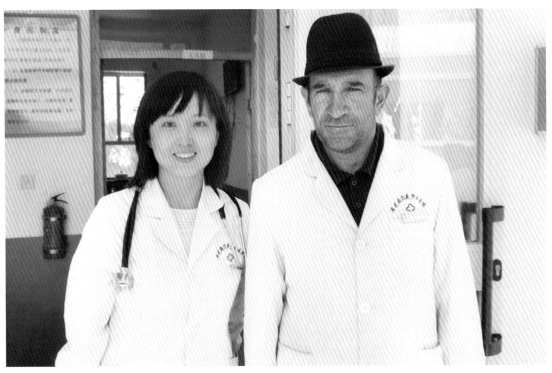

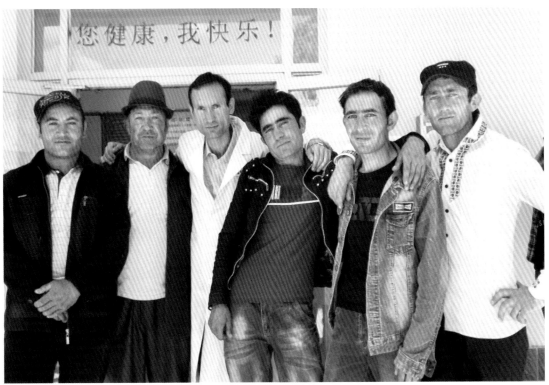

当地医护人员合影

7. 阜康市

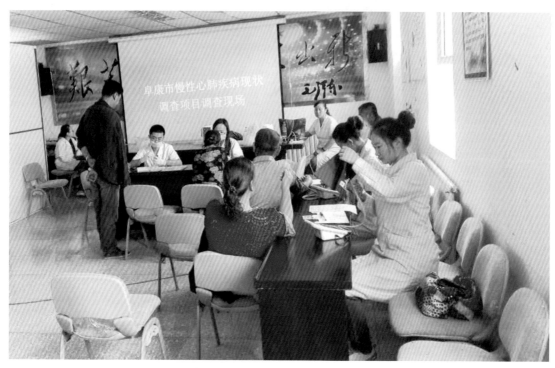

阜康市慢性心肺疾病现状调查现场

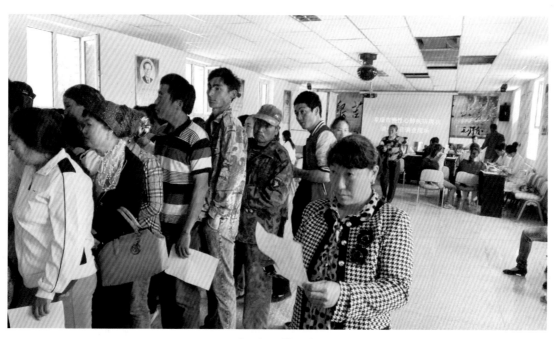

调查现场：排队登记

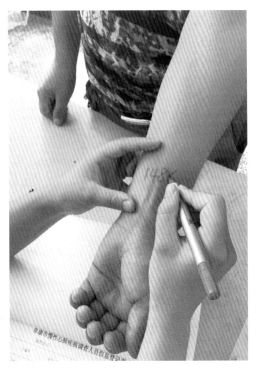

调查人员信息登记

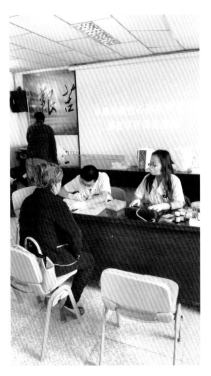

问卷调查现场

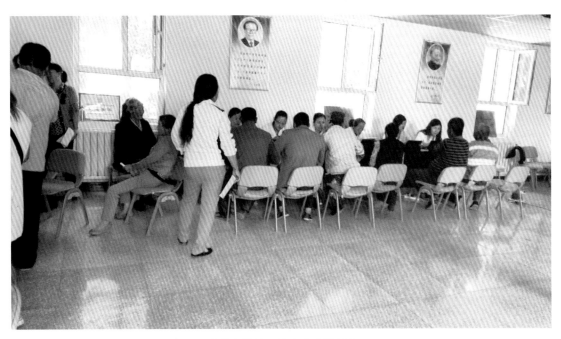

阜康市慢性心肺疾病现场调查

二、西藏自治区培训、现场调查回顾

1. 拉萨市堆龙德庆县

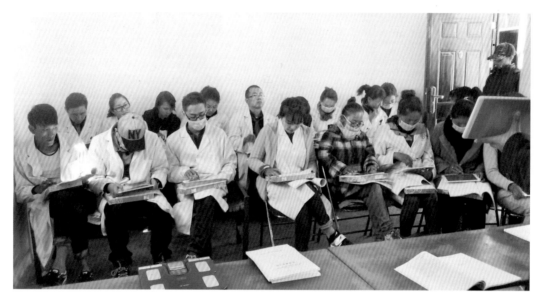

堆龙德庆县培训会现场

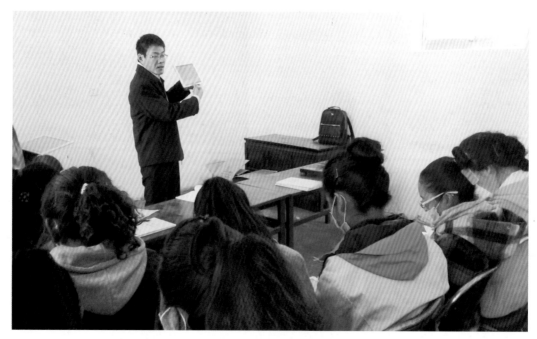

堆龙德庆培训会：国家心血管病中心张林峰老师讲授 PAD 操作

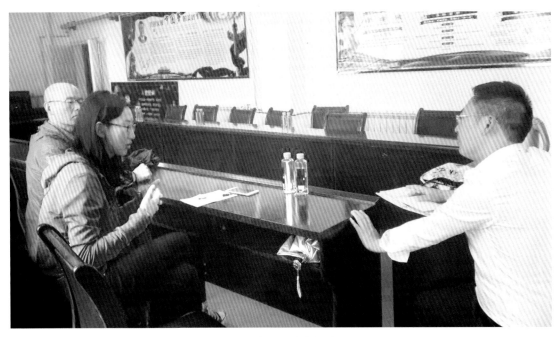

堆龙德庆县质量控制

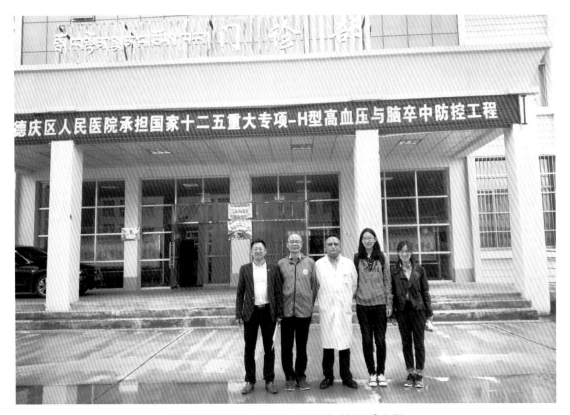

拉萨市堆龙德庆县慢性心肺疾病质控人员合影

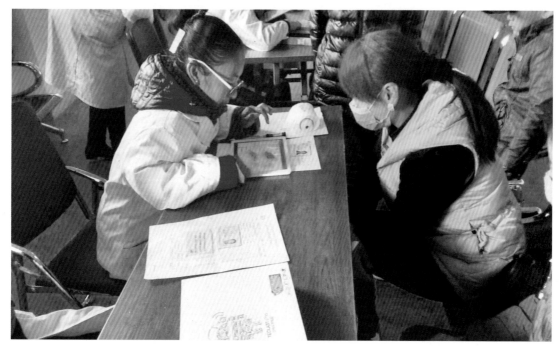

堆龙德庆调查现场：基本信息录入

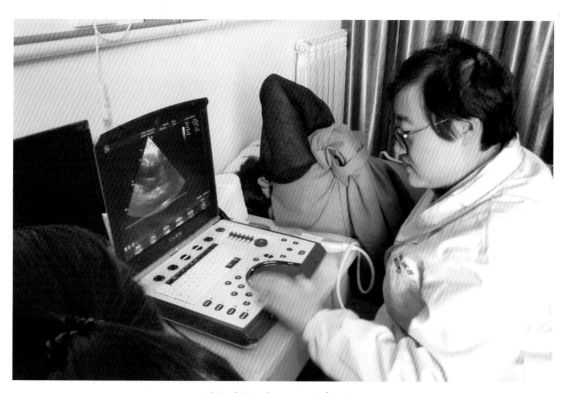

堆龙德庆调查现场：超声检查

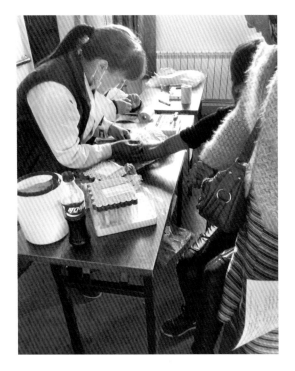
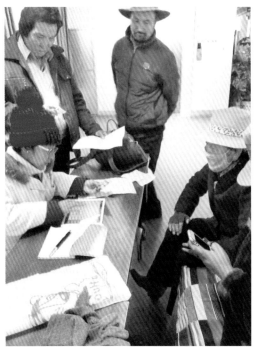
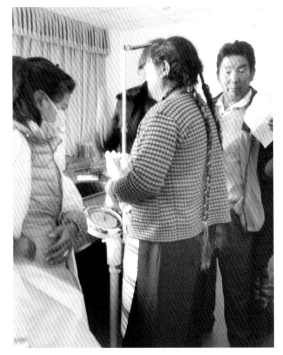
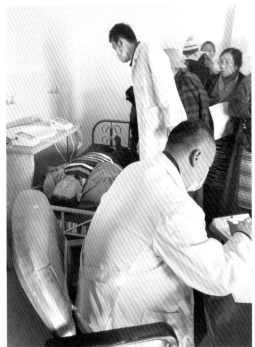

堆龙德庆县调查现场

2. 拉萨市城关区

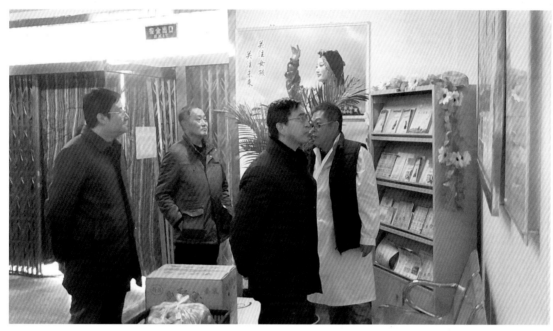

拉萨市城关区调查动员：两岛社区卫生院负责人给院领导介绍卫生院情况

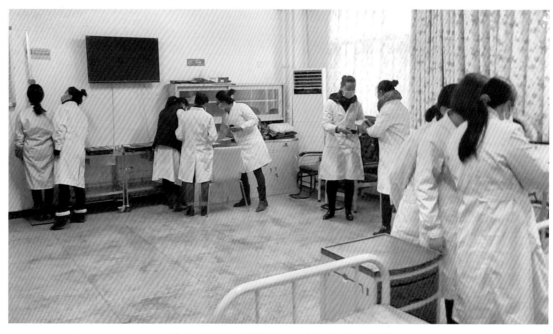

两岛社区医务人员为慢性心肺疾病调查做准备

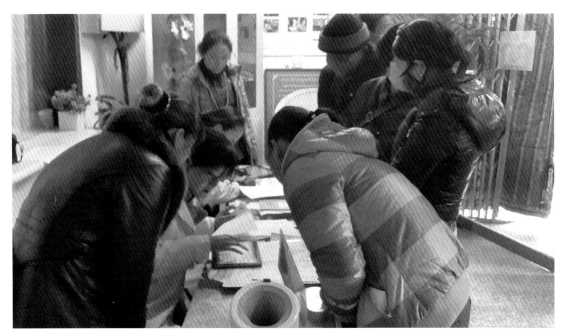

两岛社区工作人员在大厅为调查居民登记基本信息

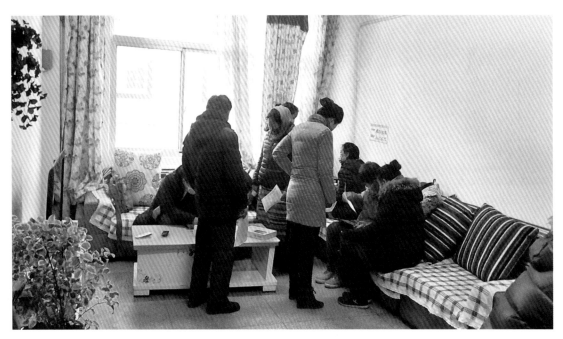

两岛社区问卷调查

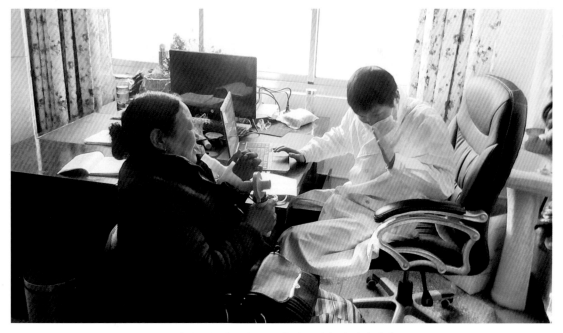

两岛社区调查现场：医生耐心讲解肺功能检查

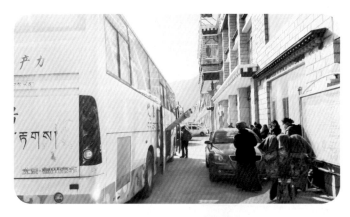

两岛社区医院设立流动胸片检查车

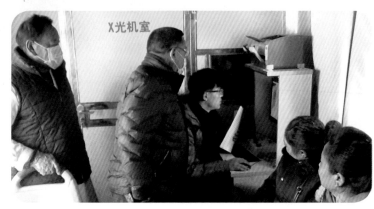

调查工作人员在流动胸片检查
车上为居民做胸片检查

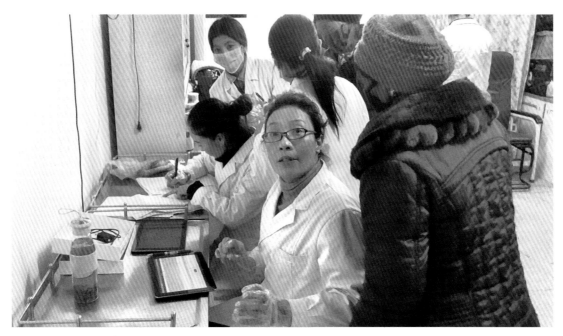

两岛社区医务人员为居民耐心讲解调查项目

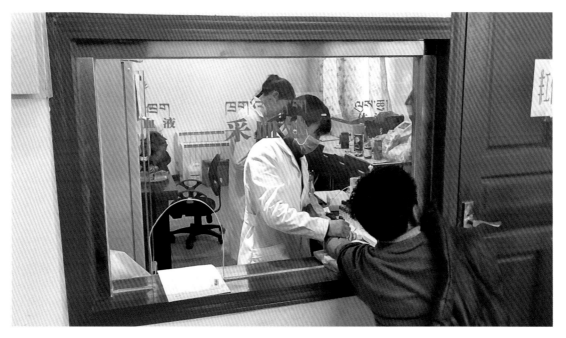

两岛社区调查现场：医务人员为居民采血

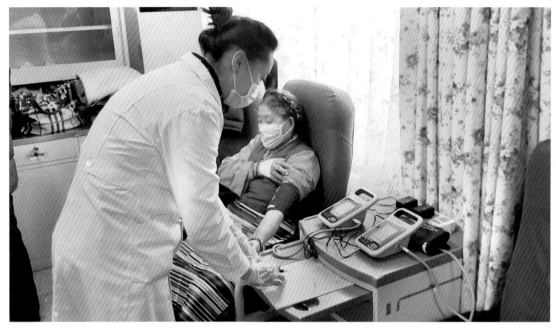

两岛社区调查现场：心脏超声检查

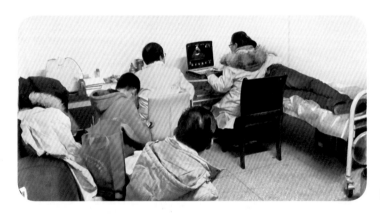

两岛社区调查现场：测量踝臂指数

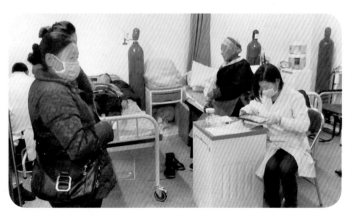

两岛社区调查现场：测量血压

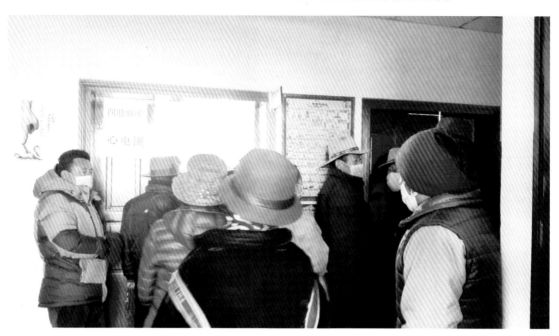

塔玛社区居民们排队等候测量四肢血压和心电图检查

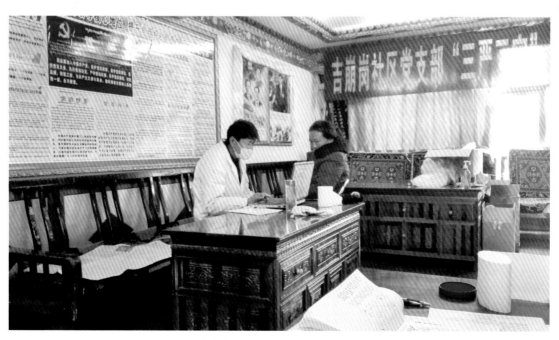

吉崩岗社区居民补做肺功能检查

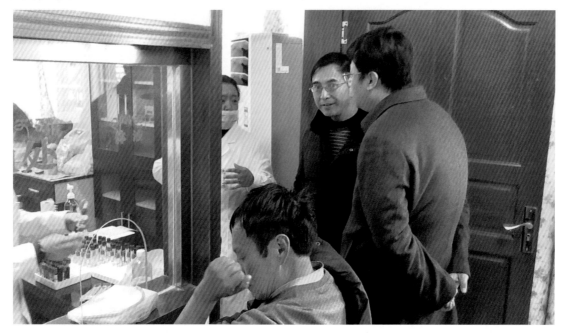

西藏自治区第二人民医院院领导视察调查现场

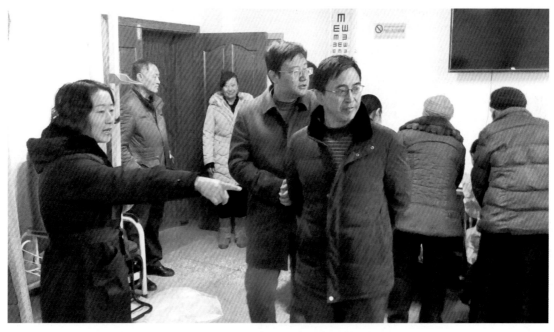

西藏自治区第二人民医院院领导在两岛社区慰问工作人员

3. 日喀则市

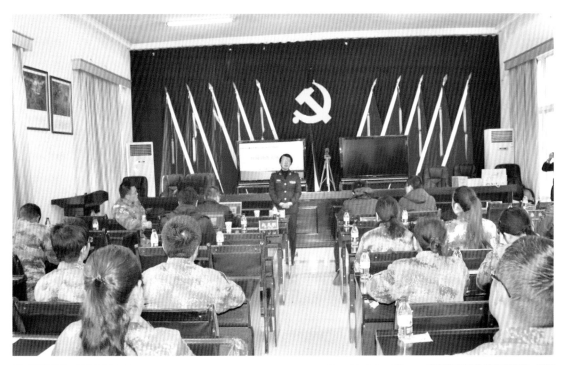

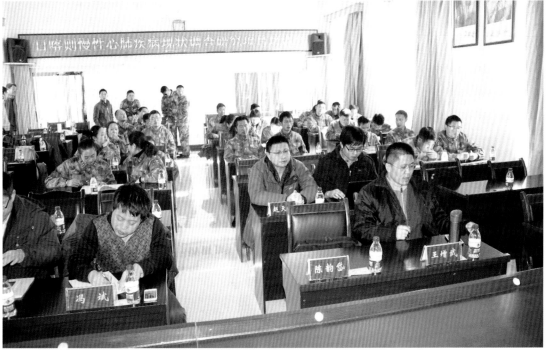

日喀则市慢性心肺疾病现状调查培训会现场

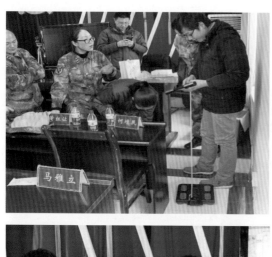
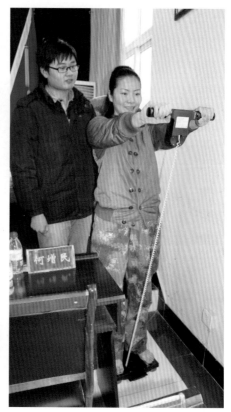
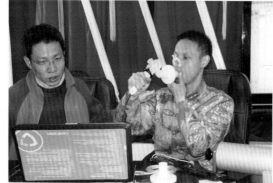

日喀则市慢性心肺疾病现状调查培训会现场：体脂仪、呼吸功能测量培训

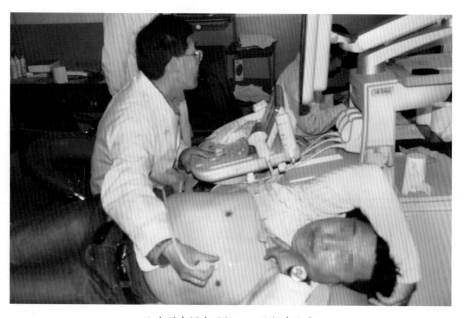

日喀则市调查现场：心脏超声检查

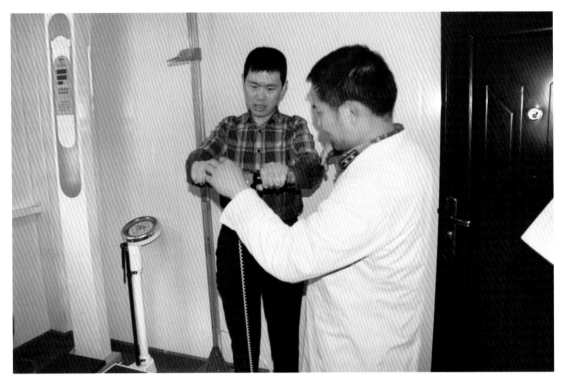

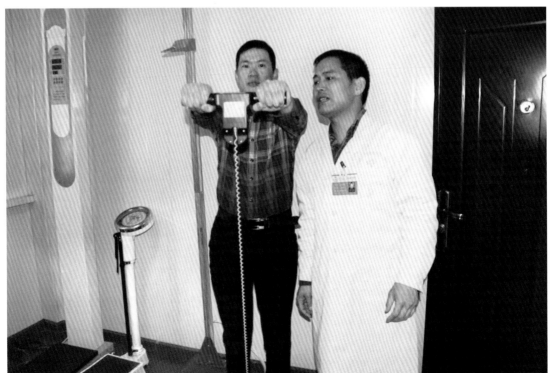

日喀则市调查现场：体脂测量

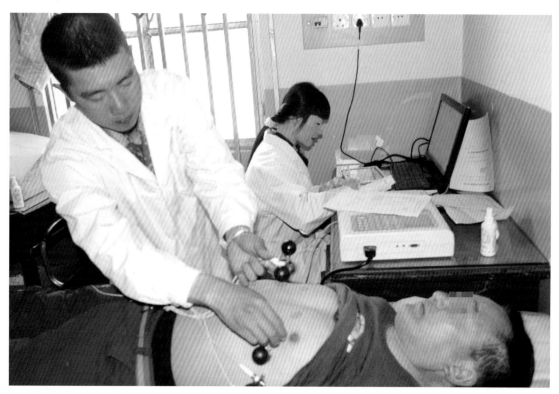

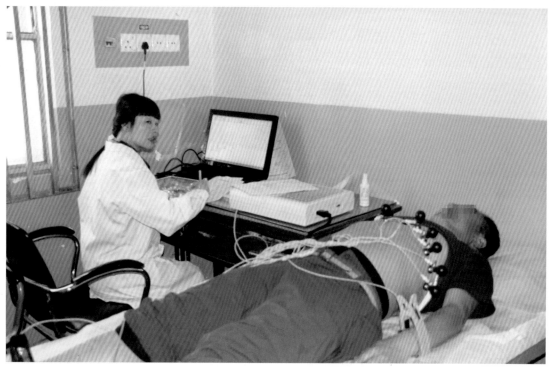

日喀则市调查现场：心电图检查

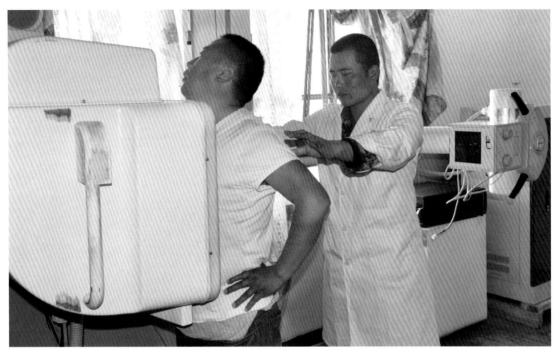

日喀则市调查现场：胸片检查

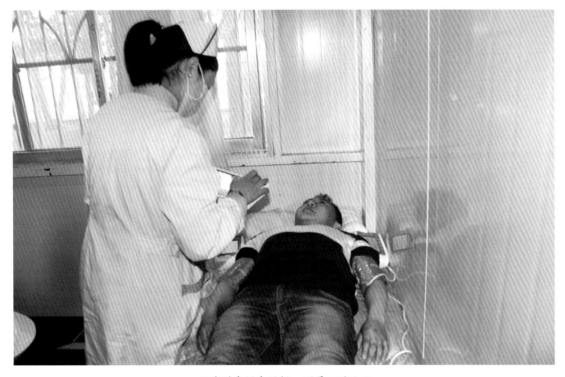

日喀则市调查现场：测量四肢血压

4. 林芝地区

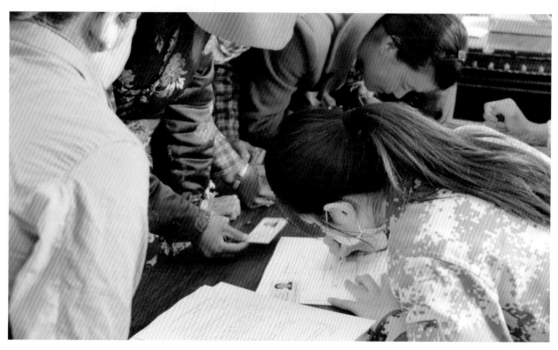

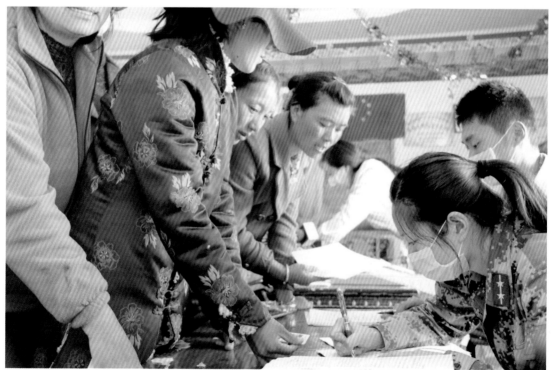

林芝县帮纳村调查现场：个人信息登记

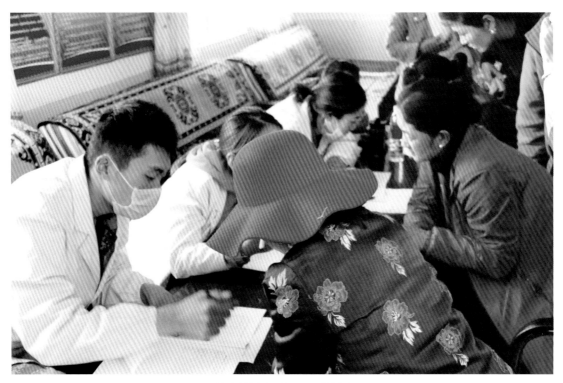

帮纳村调查现场：问卷调查

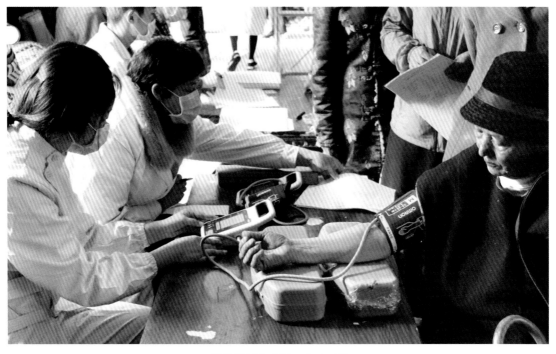

帮纳村调查现场：血压测量

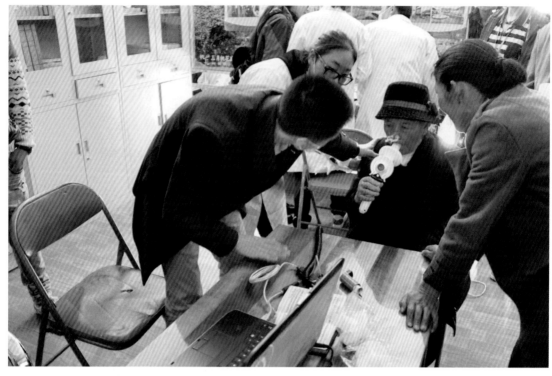

帮纳村调查现场：北京专家指导肺功能检查

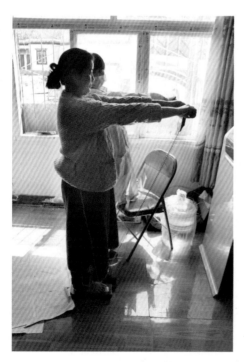
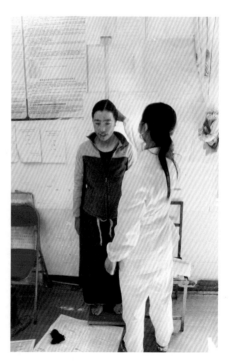

帮纳村调查现场：身高体重和体脂测量

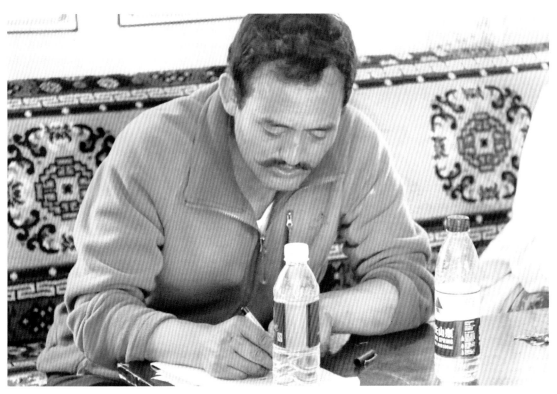

帮纳村调查现场：当地村医正在核对参与调查村民的基本情况

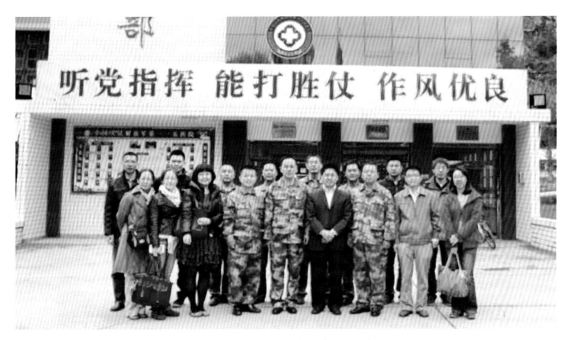

西藏地区林芝县调查人员合影留念

5. 那曲地区安多县

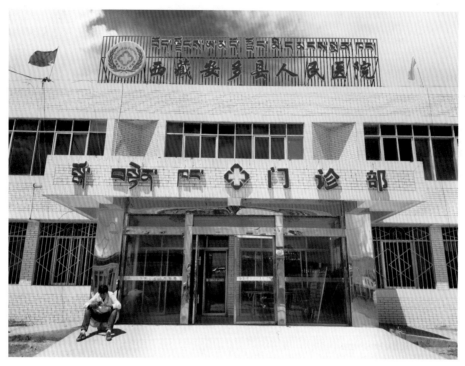

安多县人民医院

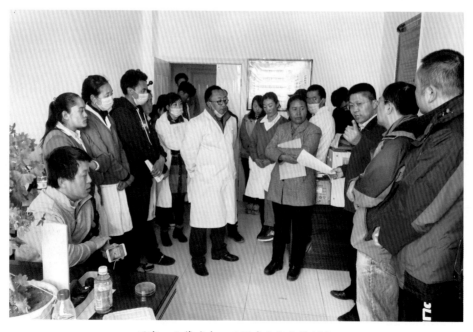

国家心血管病中心王增武主任指导调查

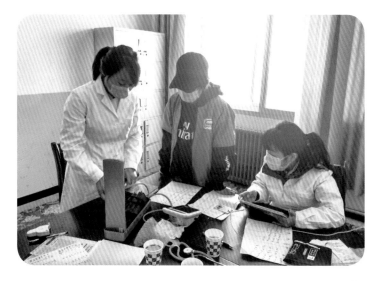

国家心血管病中心工作人员培训安多县调查人员血压测量操作规范和流程

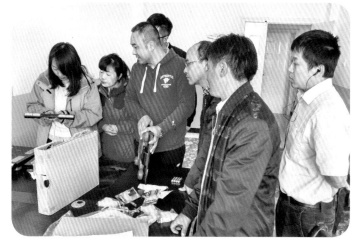

国家心血管病中心工作人员培训安多县调查人员使用体脂仪

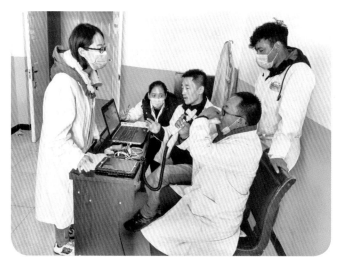

北京医院工作人员培训安多县调查人员测量呼吸功能

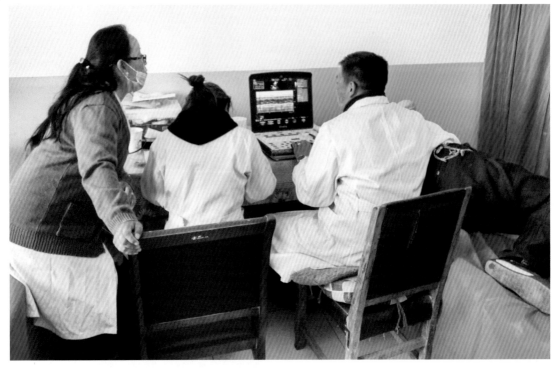

安多调查现场：医生在为居民做心脏彩超

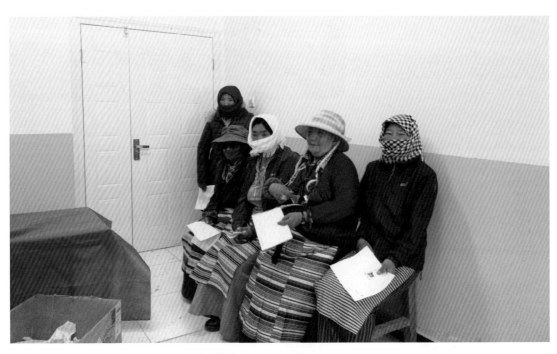

排队等候心脏彩超检查的当地居民

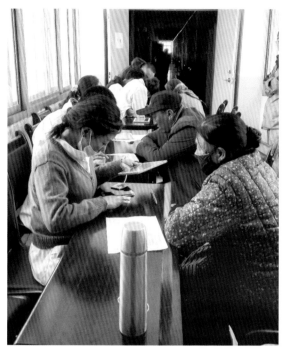

安多调查现场：基本信息登记

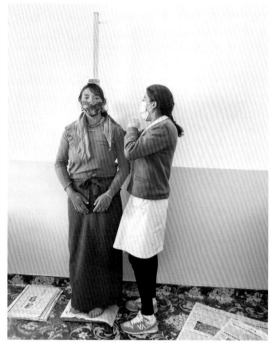

安多调查现场：为居民测量身高

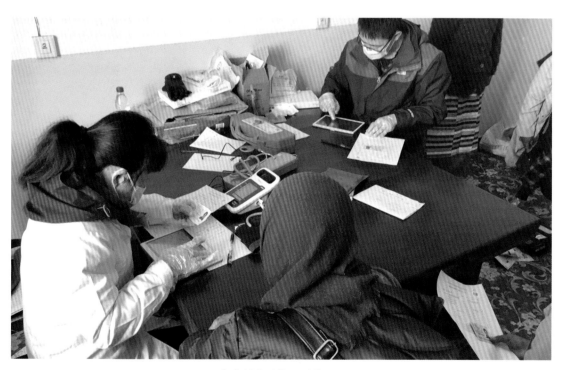

安多调查现场：测量血压

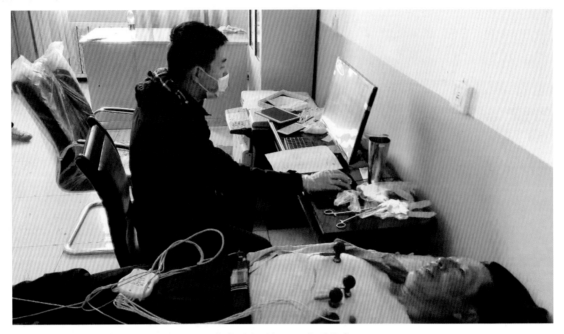

安多调查现场：心电图检查

第三节　花　　絮

　　"西藏与新疆地区慢性心肺疾病现状调查"项目在我国西部面积最大的两个自治区展开。该项目意义重大，受到各级领导的高度重视与支持。但由于任务繁重，且两地地理气候、环境等条件艰辛，民族、语言差异等，在项目开展过程中遇到了各种各样的困难和挑战。自2014年项目启动以来，国家心血管病中心、各协作单位及各调查单位发扬了艰苦奋斗、团结协作的精神，克服了重重困难，最终顺利完成调查。同时在调查过程中，疆藏地区的优美风景、独一无二的民族文化、民俗风情和热情好客的当地居民，让我们暂时忘却了工作的劳累。这里的一切都让我们印象深刻，难以忘怀。

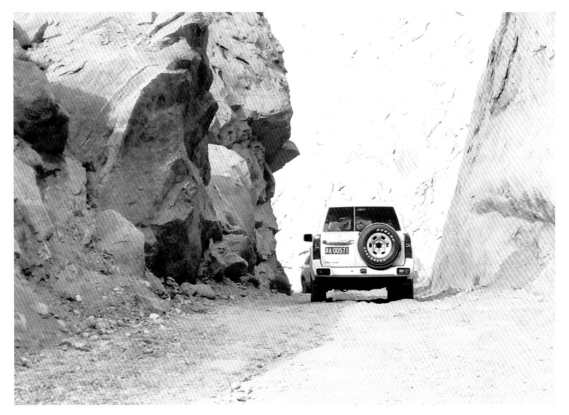

由国家心血管病中心和新疆维吾尔自治区人民医院组成的调查团队驱车前往塔什库尔干，沿途山路崎岖险峻

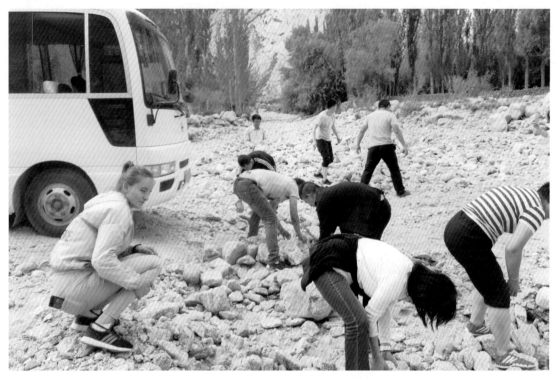

由于前往塔什库尔干的道路被毁，全体调查人员下车开路

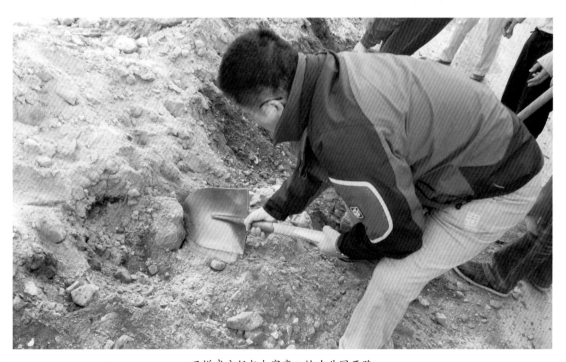

王增武主任与大家齐心协力共同开路

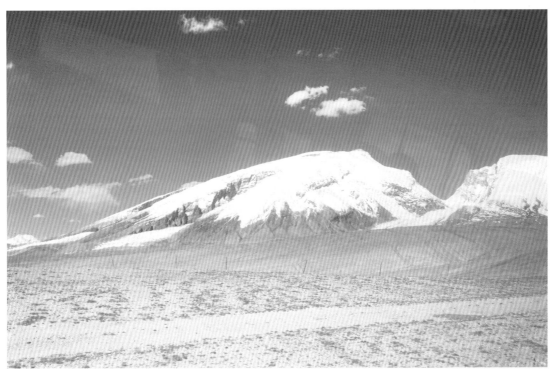

前往塔什库尔干。一路上天空碧蓝，雪山皑皑，风景如画

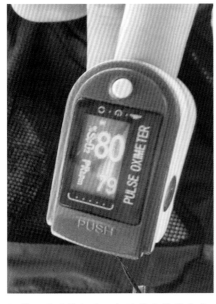

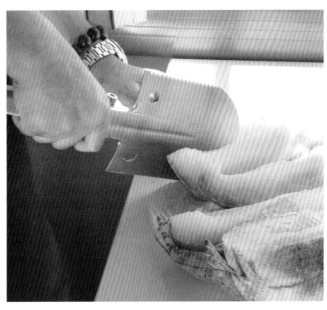

纵然一路风景如画，但随着海拔的升高，大家的血氧饱和度开始下降，逐渐出现高原反应

前往塔什库尔干的路上喜获一颗蜜瓜。但一路上人烟稀少，条件艰苦，只能用开路的小铁锹当作水果刀，为大家切蜜瓜。蜜瓜虽小，但其香甜沁人心脾

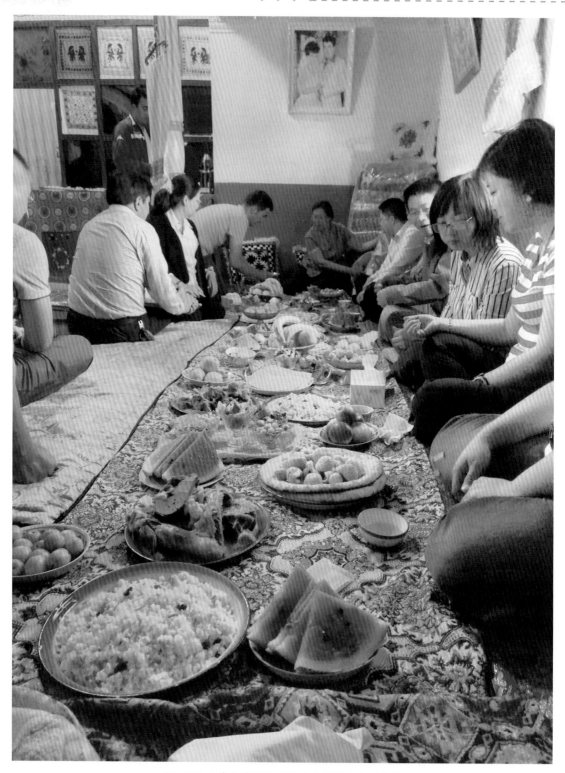

当地居民盛情邀请调查团队品尝塔什库尔干美食

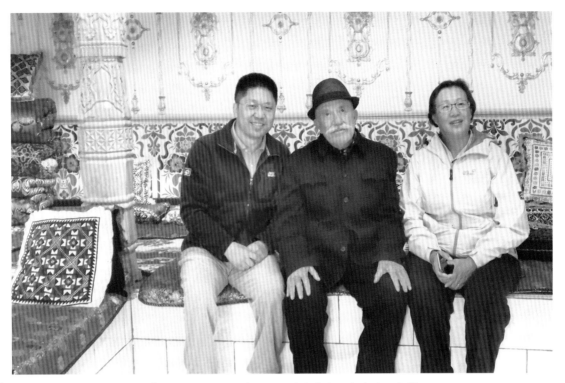

李南方教授、王增武教授与塔什库尔干当地居民合影

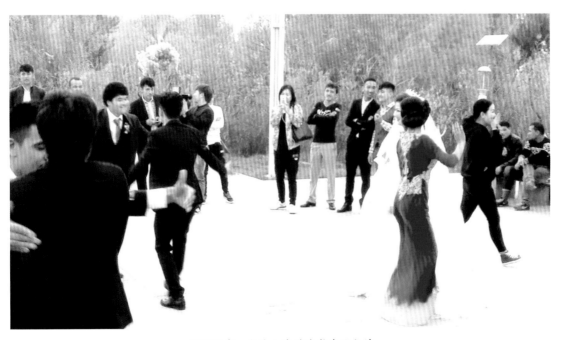

新疆伊宁：当地人载歌载舞喜迎新娘

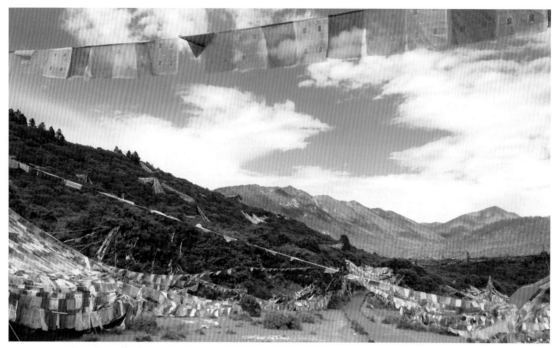

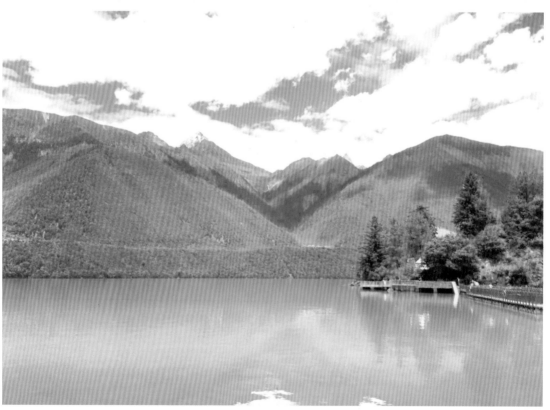

"塞上江南"西藏林芝。这是入藏之后唯一不会有高原反应的调查点，风景如同江南，山水如画。

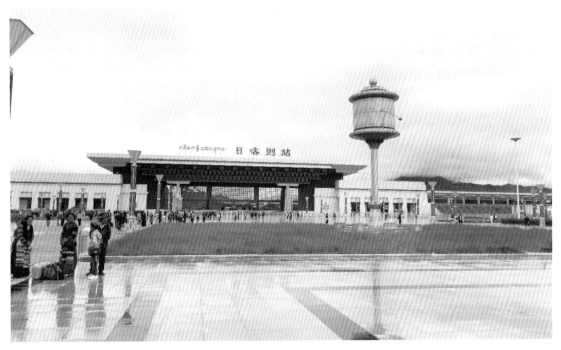

日喀则火车站

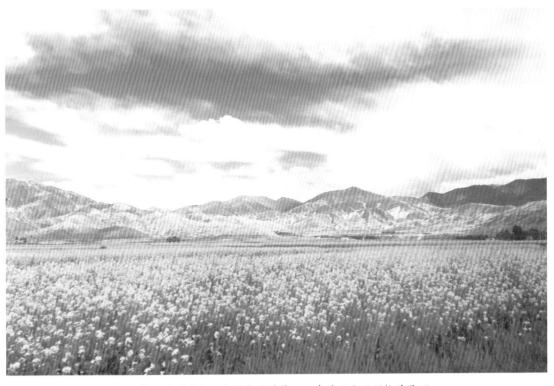

西藏日喀则风光：大片的油菜花田，在蓝天白云下格外美丽

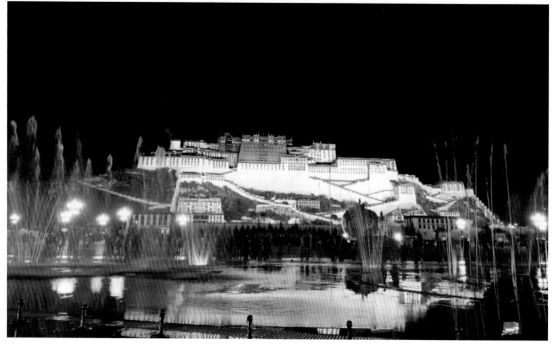

拉萨布达拉宫夜景

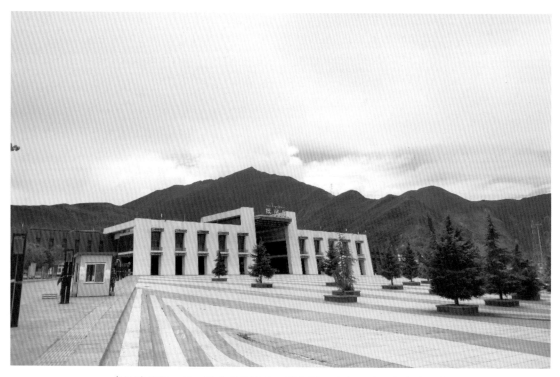

在拉萨停留一日，适应高海拔后，调查团队踏上了前往安多的火车

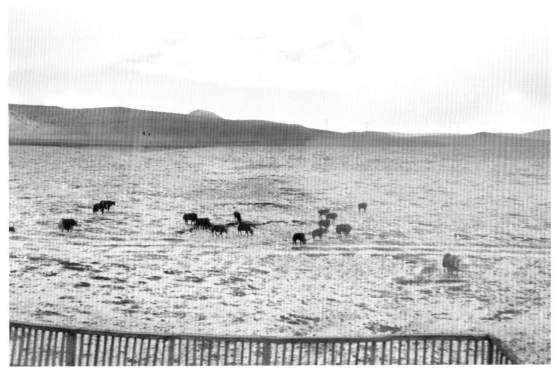

青藏铁路沿途风云变幻，忽晴忽雪

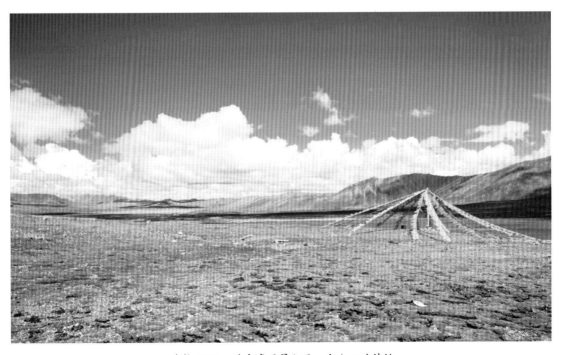

海拔 4700m 的安多风景如画，令人心旷神怡

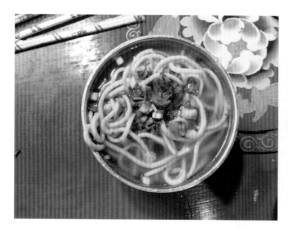
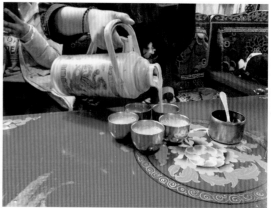

工作一天之后，来一碗藏面，喝一杯热腾腾的酥油茶

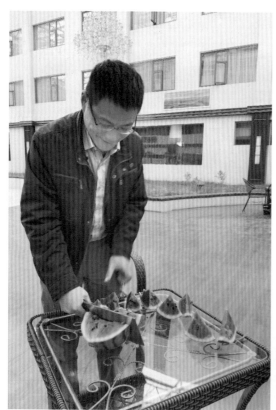

在安多好不容易买到的水果——小西瓜

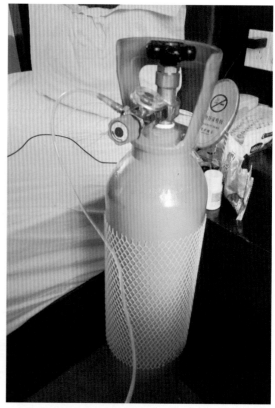

安多最重要的伴侣——氧气瓶

第三章　参与人员

　　本次"西藏与新疆地区慢性心肺疾病现状调查"项目工作得到了卫计委、新疆西藏自治区各级卫生工行政部门和医疗卫生机构的大力支持。国家心血管病中心、北京医院、中国疾病预防控制中心、中国人民解放军总医院及新疆、西藏两个自治区共500余名工作人员参与了此次调查（后附名单）。项目的顺利完成与各单位的鼎力支持和各位工作人员的辛勤工作密不可分，借此机会谨向各位辛勤的工作人员表示衷心的感谢！

参与人员名单（排名不分先后）

序　号	单位名称	姓　名
1	国家心血管病中心　阜外医院	王增武
2	国家心血管病中心　阜外医院	朱曼璐
3	国家心血管病中心　阜外医院	张林峰
4	国家心血管病中心　阜外医院	陈　祚
5	国家心血管病中心　阜外医院	王　馨
6	国家心血管病中心　阜外医院	高润霖
7	国家心血管病中心　阜外医院	王　文
8	国家心血管病中心　阜外医院	陈伟伟
9	国家心血管病中心　阜外医院	邵　澜
10	国家心血管病中心　阜外医院	郭　敏
11	国家心血管病中心　阜外医院	党爱民
12	国家心血管病中心　阜外医院	张宇清
13	国家心血管病中心　阜外医院	张　健
14	国家心血管病中心　阜外医院	任晓庆
15	国家心血管病中心　阜外医院	熊　辉
16	国家心血管病中心　阜外医院	李守军
17	国家心血管病中心　阜外医院	逄坤静
18	国家心血管病中心　阜外医院	郭宏伟
19	国家心血管病中心　阜外医院	吴来阳
20	国家心血管病中心　阜外医院	庞艳蕾
21	国家心血管病中心　阜外医院	郝　光
22	国家心血管病中心　阜外医院	聂静雨

续表

序　号	单位名称	姓　名
23	国家心血管病中心　阜外医院	董　莹
24	国家心血管病中心　阜外医院	范国辉
25	国家心血管病中心　阜外医院	赵天明
26	国家心血管病中心　阜外医院	郑聪毅
27	国家心血管病中心　阜外医院	王佳丽
28	国家心血管病中心　阜外医院	亢玉婷
29	卫生部北京医院	郭岩斐
30	卫生部北京医院	孙铁英
31	卫生部北京医院	王玉霞
32	卫生部北京医院	潘明鸣
33	卫生部北京医院	杨翼萌
34	卫生部北京医院	谭晓明
35	卫生部北京医院	张洪胜
36	卫生部北京医院	柴　迪
37	卫生部北京医院	李晓梦
38	卫生部北京医院	马雅立
39	卫生部北京医院	金　金
40	卫生部北京医院	杨菁菁
41	卫生部北京医院	崔　佳
42	卫生部北京医院	仝亚琪
43	卫生部北京医院	司淑一
44	卫生部北京医院	杨　拓
45	卫生部北京医院	陈　静
46	卫生部北京医院	邢贞贞
47	中国疾病预防控制中心	吴　静
48	中国疾病预防控制中心	翟　屹
49	中国疾病预防控制中心	石文惠

序　号	单位名称	姓　名
50	中国疾病预防控制中心	何　柳
51	301 医院	冯　照
52	301 医院	李仲轩
53	301 医院	朱平均
54	301 医院	王燕飞
55	301 医院	耿晓雯
56	301 医院	扎　西
57	301 医院	陈韵岱
58	301 医院	冯　斌
59	301 医院	朱庆磊
60	301 医院	杨　波
61	301 医院	胡　鑫
62	301 医院	王晋丽
63	301 医院	张华巍
64	301 医院	周珊珊
65	301 医院	韩天文
66	301 医院	张　颖
67	301 医院	窦冠华
68	301 医院	杨　瑛
69	301 医院	段　鹏
70	301 医院	徐伟豪
71	301 医院	李苏雷
72	301 医院	王稼轩
73	首都医科大学宣武医院	华　琦
74	首都医科大学宣武医院	方向华
75	西藏军区总医院	陈　有
76	西藏自治区第二人民医院	罗亦刚

续表

序　号	单位名称	姓　名
77	西藏自治区第二人民医院	成建国
78	西藏自治区第二人民医院	王芹华
79	西藏自治区第二人民医院	彭　涛
80	西藏自治区第二人民医院	常春超
81	西藏自治区第二人民医院	德　拥
82	西藏自治区第二人民医院	游国鹏
83	西藏自治区第二人民医院	洛　嘎
84	西藏自治区第二人民医院	潘　多
85	西藏自治区第二人民医院	冶秀英
86	西藏自治区第二人民医院	唐春辉
87	西藏自治区第二人民医院	索朗卓玛
88	西藏自治区第二人民医院	黄朋安
89	西藏自治区第二人民医院	次德吉
90	西藏自治区第二人民医院	桑吉拉姆
91	西藏自治区第二人民医院	米玛次仁
92	西藏自治区第二人民医院	索朗旺杰
93	西藏自治区第二人民医院	索朗旺姆
94	西藏自治区第二人民医院	央金卓嘎
95	西藏自治区第二人民医院	小央金
96	西藏自治区第二人民医院	大次央
97	西藏自治区第二人民医院	郑　俊
98	西藏自治区第二人民医院	陈　秀
99	西藏自治区第二人民医院	达瓦旺杰
100	西藏自治区第二人民医院	鲁燕云
101	西藏自治区第二人民医院	平　措
102	西藏自治区第二人民医院	次德吉
103	西藏自治区第二人民医院	格桑曲宗

序 号	单位名称	姓 名
104	西藏自治区第二人民医院	黄清平
105	西藏自治区第二人民医院	杨 阳
106	西藏自治区第二人民医院	白玛央金
107	西藏自治区第二人民医院	王建华
108	西藏自治区第二人民医院	陈 楠
109	西藏自治区第二人民医院	德 吉
110	西藏自治区第二人民医院	扎西多吉
111	西藏自治区第二人民医院	米 玛
112	西藏自治区第二人民医院	尼 顿
113	西藏自治区第二人民医院	顿珠曲珍
114	西藏自治区第二人民医院	其美多吉
115	西藏自治区第二人民医院	扎西卓玛
116	西藏自治区第二人民医院	洛桑德吉
117	西藏自治区第二人民医院	杨雪林
118	西藏自治区第二人民医院	达 娃
119	西藏自治区第二人民医院	韩筱倩
120	西藏自治区第二人民医院	索 珍
121	西藏自治区第二人民医院	刘雪妮
122	西藏自治区第二人民医院	次仁玉珍
123	西藏自治区第二人民医院	王 倩
124	西藏自治区第二人民医院	泽 玛
125	西藏自治区第二人民医院	益西卓玛
126	西藏自治区第二人民医院	拉 珍
127	西藏自治区第二人民医院	刘饶凌
128	西藏自治区第二人民医院	扎西旺久
129	西藏自治区第二人民医院	阿旺坚才
130	西藏自治区第二人民医院	尼玛旺堆

续表

序 号	单位名称	姓 名
131	西藏自治区第二人民医院	巴桑次仁
132	西藏自治区第二人民医院	林荣慧
133	西藏自治区第二人民医院	维 色
134	西藏自治区第二人民医院	舒天慧
135	西藏自治区第二人民医院	白玛卓嘎
136	西藏自治区第二人民医院	张炜林
137	安多县人民医院	生 格
138	安多县人民医院	宗 姬
139	安多县人民医院	巴 次
140	安多县人民医院	格桑措吉
141	安多县人民医院	阿 兹
142	安多县人民医院	米 妹
143	安多县人民医院	多 杰
144	安多县人民医院	索 次
145	安多县人民医院	边巴普赤
146	安多县人民医院	德 吉
147	安多县人民医院	桑 吉
148	安多县人民医院	德吉（护士）
149	安多县人民医院	洛桑卓玛
150	安多县人民医院	扎 西
151	安多县人民医院	央 吉
152	安多县人民医院	巴 桑
153	安多县人民医院	达 娃
154	安多县人民医院	热 杰
155	安多县人民医院	央 吉
156	安多县人民医院	格桑卓玛
157	日喀则第八医院	余 军

序　号	单位名称	姓　名
158	日喀则第八医院	林法迎
159	日喀则第八医院	陈　建
160	日喀则第八医院	董传海
161	日喀则第八医院	李雪梅
162	日喀则第八医院	屈　英
163	日喀则第八医院	李腾飞
164	日喀则第八医院	谢慎威
165	日喀则第八医院	米玛扎西
166	日喀则第八医院	段伟峰
167	日喀则第八医院	刘　莎
168	日喀则第八医院	刘美亚
169	日喀则第八医院	张　磊
170	日喀则第八医院	刘春生
171	日喀则第八医院	何　单
172	日喀则第八医院	康　迅
173	日喀则第八医院	边巴多杰
174	日喀则第八医院	巴　旺
175	日喀则第八医院	张志杰
176	日喀则第八医院	徐敦全
177	日喀则第八医院	句　勇
178	堆龙德庆区人民医院	毛　卫
179	堆龙德庆区人民医院	巴　珠
180	堆龙德庆区人民医院	旦　旺
181	堆龙德庆区人民医院	旦　珍
182	堆龙德庆区人民医院	旦增边云
183	堆龙德庆区人民医院	白　玛
184	堆龙德庆区人民医院	加　措

续表

序 号	单位名称	姓 名
185	堆龙德庆区人民医院	次 央
186	堆龙德庆区人民医院	米 明
187	堆龙德庆区人民医院	米玛拉姆
188	堆龙德庆区人民医院	许宏睿
189	堆龙德庆区人民医院	杨 瑛
190	堆龙德庆区人民医院	张 琮
191	堆龙德庆区人民医院	拉 珍
192	堆龙德庆区人民医院	拉姆次仁 （大）
193	堆龙德庆区人民医院	拉姆次仁 （小）
194	堆龙德庆区人民医院	拉 珍
195	堆龙德庆区人民医院	珍 吉
196	堆龙德庆区人民医院	洛 曲
197	堆龙德庆区人民医院	索 央
198	堆龙德庆区人民医院	夏 晖
199	堆龙德庆区人民医院	益西拉姆
200	堆龙德庆区人民医院	葛 军
201	堆龙德庆区人民医院	普布卓玛
202	堆龙德庆区人民医院	嘎 玛
203	堆龙德庆区人民医院	德 央
204	堆龙德庆区人民医院	德 琼
205	林芝 115 医院	仓 拉
206	林芝 115 医院	田文轩
207	林芝 115 医院	冯 珊
208	林芝 115 医院	冯国君
209	林芝 115 医院	边巴卓玛
210	林芝 115 医院	曲 桑
211	林芝 115 医院	李 新

序　号	单位名称	姓　名
212	林芝　115 医院	李玉梅
213	林芝　115 医院	杨付新
214	林芝　115 医院	吴　华
215	林芝　115 医院	吴　愚
216	林芝　115 医院	吴吟章
217	林芝　115 医院	吴彦民
218	林芝　115 医院	余廷玉
219	林芝　115 医院	张雁雁
220	林芝　115 医院	罗　靖
221	林芝　115 医院	罗桑卓玛
222	林芝　115 医院	赵　静
223	林芝　115 医院	赵其军
224	林芝　115 医院	赵雪英
225	林芝　115 医院	祝朋朋
226	林芝　115 医院	莫灵芝
227	林芝　115 医院	索朗卓玛
228	林芝　115 医院	黄园圆
229	林芝　115 医院	彭海俊
230	林芝　115 医院	谭粉丽
231	谢通门县医院	索朗次旦
232	谢通门县医院	其美杰姆
233	谢通门县医院	仓　吉
234	谢通门县医院	索朗顿珠
235	谢通门县医院	次　珍
236	谢通门县医院	边　拉
237	谢通门县医院	次仁桑姆
238	谢通门县医院	旦木拉

续表

序　号	单位名称	姓　名
239	谢通门县医院	索朗次仁
240	谢通门县医院	卓马才让
241	谢通门县医院	索朗达瓦
242	谢通门县医院	玉　珍
243	谢通门县医院	卓　嘎
244	谢通门县医院	罗布次仁
245	谢通门县医院	阿　琼
246	谢通门县医院	巴　桑
247	谢通门县医院	次仁玉珍
248	谢通门县医院	索朗仓拉
249	山南地区第 41 医院	米　永
250	山南地区第 41 医院	陆红军
251	昌都　75 医院	韩家发
252	昌都　75 医院	张志明
253	成都军区医学委员会	刘存亮
254	新疆维吾尔自治区人民医院	李南方
255	新疆维吾尔自治区人民医院	周　玲
256	新疆维吾尔自治区人民医院	姚晓光
257	新疆维吾尔自治区人民医院	洪　静
258	新疆维吾尔自治区人民医院	索菲娅
259	新疆维吾尔自治区人民医院	曹　梅
260	新疆维吾尔自治区人民医院	张德莲
261	新疆维吾尔自治区人民医院	常桂娟
262	新疆维吾尔自治区人民医院	孔剑琼
263	新疆维吾尔自治区人民医院	胡君丽
264	新疆维吾尔自治区人民医院	周克明
265	新疆维吾尔自治区人民医院	骆　秦

序　号	单位名称	姓　名
266	新疆维吾尔自治区人民医院	汪迎春
267	新疆维吾尔自治区人民医院	王红梅
268	新疆维吾尔自治区人民医院	努尔古丽
269	新疆维吾尔自治区人民医院	李　涛
270	新疆维吾尔自治区人民医院	王梦卉
271	新疆维吾尔自治区人民医院	王　磊
272	新疆维吾尔自治区人民医院	张　瑜
273	新疆维吾尔自治区人民医院	古丽努尔
274	新疆维吾尔自治区人民医院	张玮玮
275	新疆维吾尔自治区人民医院	王国亮
276	新疆维吾尔自治区人民医院	毕云伟
277	新疆维吾尔自治区人民医院	蒋　文
278	阿合奇县人民医院	阿依吐玛尔
279	阿合奇县人民医院	巴提玛布比
280	阿合奇县人民医院	陈万瑛
281	阿合奇县人民医院	黄祖灵
282	阿合奇县人民医院	刘振龙
283	阿合奇县人民医院	任预应
284	阿合奇县人民医院	张　萍
285	阿合奇县人民医院	张周罗
286	阿合奇县人民医院	赵海越
287	阿合奇县卫生局	姜利军
288	阿合奇县卫生局	托合提巴依
289	阿合奇县卫生局	托合托那力
290	新疆石河子大学医学院	阿尔孜古丽
291	新疆石河子大学医学院	阿曼古丽
292	新疆石河子大学医学院	阿依哈尼西

续表

序 号	单位名称	姓 名
293	新疆石河子大学医学院	阿孜古丽
294	新疆石河子大学医学院	布加路西
295	新疆石河子大学医学院	丁玉松
296	新疆石河子大学医学院	冯大伟
297	新疆石河子大学医学院	古丽古那依
298	新疆石河子大学医学院	郭淑霞
299	新疆石河子大学医学院	何 佳
300	新疆石河子大学医学院	侯会贤
301	新疆石河子大学医学院	胡云华
302	新疆石河子大学医学院	居马布比
303	新疆石河子大学医学院	库玛尔
304	新疆石河子大学医学院	李 毓
305	新疆石河子大学医学院	刘佳铭
306	新疆石河子大学医学院	罗文利
307	新疆石河子大学医学院	马娇龙
308	新疆石河子大学医学院	马儒林
309	新疆石河子大学医学院	木拉提
310	新疆石河子大学医学院	木热地力
311	新疆石河子大学医学院	庞鸿瑞
312	新疆石河子大学医学院	芮东升
313	新疆石河子大学医学院	陶 杰
314	新疆石河子大学医学院	王 波
315	新疆石河子大学医学院	王海霞
316	新疆石河子大学医学院	王 楠
317	新疆石河子大学医学院	王馨平
318	新疆石河子大学医学院	王玉林
319	新疆石河子大学医学院	魏 猛

序　号	单位名称	姓　名
320	新疆石河子大学医学院	闫力马汗
321	新疆石河子大学医学院	闫晓君
322	新疆石河子大学医学院	闫贻忠
323	新疆石河子大学医学院	杨　婧
324	新疆石河子大学医学院	姚明宏
325	新疆石河子大学医学院	张景玉
326	新疆石河子大学医学院	张　眉
327	新疆石河子大学医学院	张卫华
328	新疆石河子大学医学院	张向辉
329	新疆石河子大学医学院	张学飞
330	额敏县人民医院	王启军
331	额敏县人民医院	权开花
332	额敏县人民医院	李　军
333	额敏县人民医院	张芙蓉
334	额敏县人民医院	贺吉德
335	额敏县人民医院	商龙江
336	额敏县人民医院	胡正华
337	额敏县人民医院	闫新林
338	额敏县人民医院	杜旭涛
339	额敏县人民医院	张建荣
340	额敏县人民医院	苏铁梅
341	额敏县人民医院	宋露露
342	额敏县人民医院	刁方丽
343	额敏县人民医院	马利伟
344	额敏县人民医院	王月青
345	额敏县人民医院	王海呈
346	额敏县人民医院	王浩荣

续表

序 号	单位名称	姓 名
347	额敏县人民医院	王永华
348	额敏县人民医院	齐永梅
349	额敏县人民医院	刘慧娟
350	额敏县人民医院	吕新果
351	额敏县人民医院	何月强
352	额敏县人民医院	李志伟
353	额敏县人民医院	李建峰
354	额敏县人民医院	余咏春
355	额敏县人民医院	张亚慧
356	额敏县人民医院	张秀华
357	额敏县人民医院	张 杰
358	额敏县人民医院	苏佩龙
359	额敏县人民医院	胡加龙
360	额敏县人民医院	热如鲜
361	额敏县人民医院	骆 芮
362	额敏县人民医院	晁 瑞
363	额敏县人民医院	郭永鹤
364	额敏县人民医院	郭 江
365	额敏县人民医院	郭 姣
366	额敏县人民医院	郭 莺
367	额敏县人民医院	曹武霞
368	额敏县人民医院	策钦塔娜
369	额敏县人民医院	路 敏
370	额敏县卫生局	巴赫扎提
371	额敏县卫生局	何春红
372	额敏县卫生局	唐春霖
373	额敏县卫生局	吴金磷

续表

序　号	单位名称	姓　名
374	额敏县卫生局	茉　莉
375	额敏县卫生局	蒋素琴
376	郊区乡阿尔夏特村卫生室	张玉田
377	郊区乡甘泉村卫生室	王雪梅
378	郊区乡哈拉墩村	金艳香
379	郊区乡萨斯克阔普尔村	黄秀慧
380	郊区乡吐尔宫村卫生室	黄留堂
381	郊区乡卫生院	门建峰
382	郊区乡卫生院	孙　丽
383	阔什比克良种场卫生院	哈拉哈提
384	玛热勒苏镇卫生院	哈米达
385	上户镇吾巴勒三村卫生室	帕日依达
386	上户镇吾巴勒一、二村卫生室	邵立新
387	上户镇直属四、五村卫生室	李红燕
388	上户镇中心卫生院	娜仁才次克
389	上户镇中心卫生院	俞存鹏
390	玉什喀拉苏镇中心卫生院	玛依努尔
391	伊宁市边合区管委会	李江平
392	伊宁市边合区管委会	张晓芳
393	伊宁市人民医院	杨俊芳
394	伊宁市人民医院	刘　麒
395	伊宁市人民医院	许　研
396	伊宁市人民医院	罗　玲
397	伊宁市人民医院	王宝芹
398	伊宁市人民医院	柯红叶
399	伊宁市人民医院	夏克强
400	伊宁市人民医院	官　丽

续表

序　号	单位名称	姓　名
401	伊宁市人民医院	冯相林
402	伊宁市人民医院	李福生
403	伊宁市人民医院	陆　君
404	伊宁市人民医院	腊荣婷
405	伊宁市人民医院	郭永慧
406	伊宁市人民医院	刘彦君
407	伊宁市人民医院	孜拜旦
408	伊宁市人民医院	那孜热木
409	伊宁市人民医院	乔　宁
410	伊宁市人民医院	胡晓君
411	伊宁市人民医院	周晓严
412	伊宁市人民医院	杨　玲
413	伊宁市卫生与计划生育委员会	常燕玲
414	伊宁市卫生与计划生育委员会	周克文
415	伊宁市卫生与计划生育委员会	张喜俊
416	伊宁市卫生与计划生育委员会	郭晓君
417	福海阔克阿尕什乡卫生院	亚黑亚
418	福海阔克阿尕什乡卫生院	努尔夏西
419	福海阔克阿尕什乡卫生院	阿　来
420	福海县解特阿热勒乡卫生	赵光明
421	福海县喀拉玛盖乡卫生院	阿丽马古丽
422	福海县喀拉玛盖乡卫生院	赛力克
423	福海县人民医院	加尔肯
424	福海县人民医院	刘田田
425	福海县人民医院	别克扎达
426	福海县人民医院	薛梦玲
427	福海县人民医院	杨瑞华

序　号	单位名称	姓　名
428	福海县人民医院	张爱平
429	福海县人民医院	朱　丽
430	福海县人民医院	杜　娟
431	福海县人民医院	沙依然
432	福海县人民医院	托　留
433	福海县人民医院	李红娟
434	福海县人民医院	刘建新
435	福海县人民医院	张渊栋
436	福海县人民医院	康晓玲
437	福海县人民医院	乔　玉
438	福海县人民医院	张雪娇
439	福海县人民医院	古丽米拉
440	福海县人民医院	黄　静
441	福海县人民医院	古丽加依娜
442	福海县人民医院	杰木斯古丽
443	福海县人民医院	赵冬月
444	福海县卫生局	靳宜海
445	福海县卫生局	范文静
446	福海镇卫生院	马月荣
447	福海镇卫生院	邓鸿昕
448	福海镇卫生院	刘艳超
449	福海镇卫生院	姜　慧
450	福海镇卫生院	赵　琪
451	福海镇卫生院	郭良栋
452	福海镇卫生院	高作亮
453	阜康市九运街镇卫生院	陈　静
454	阜康市人民医院	吴俊江

续表

序 号	单位名称	姓 名
455	阜康市人民医院	杜 芳
456	阜康市人民医院	冯 丽
457	阜康市人民医院	高 伟
458	阜康市人民医院	李学红
459	阜康市人民医院	刘 晶
460	阜康市人民医院	陆 敏
461	阜康市人民医院	罗吉祥
462	阜康市人民医院	罗 梅
463	阜康市人民医院	潘 虹
464	阜康市人民医院	邱振威
465	阜康市人民医院	冉晓凤
466	阜康市人民医院	热孜万古丽
467	阜康市人民医院	唐晓辉
468	阜康市人民医院	王慧勤
469	阜康市人民医院	王生娟
470	阜康市人民医院	吴俊莲
471	阜康市人民医院	肖卫东
472	阜康市人民医院	徐 磊
473	阜康市人民医院	尹晓刚
474	阜康市人民医院	袁建国
475	阜康市人民医院	曾宪荣
476	阜康市人民医院	张明丽
477	阜康市人民医院	张 霞
478	阜康市人民医院	赵福元
479	阜康市人民医院	赵 红
480	阜康市人民医院	赵 燕
481	阜康市人民医院	朱冬梅

续表

序　号	单位名称	姓　名
482	阜康市人民医院	朱志英
483	阜康市市人民政府	董　英
484	阜康市卫生局	邹　渤
485	阜康市卫生局	丁文霞
486	阜康市卫生局	李雪花
487	阜康市卫生局	梁俊杰
488	阜康市中医医院	高世明
489	阜康市中医医院	陈瑞霞
490	阜康市中医医院	高　洁
491	阜康市中医医院	马翠莲
492	阜康市中医医院	美热木古丽
493	阜康市中医医院	田　凤
494	阜康市滋泥泉子镇	古丽娜孜
495	阜康市滋泥泉子镇卫生院	初合拉
496	九运街镇	张明艳
497	九运街镇人民政府	张旭瑞
498	九运街镇卫生院	俞　娟
499	滋泥泉子镇人民政府	杨翠琴
500	滋泥泉子镇卫生院	李　旭
501	和布克赛尔县人民医院	赵建新
502	和布克赛尔县人民医院	胡玛汗
503	和布克赛尔县人民医院	宋慧娟
504	和布克赛尔县人民医院	孟根图亚
505	和布克赛尔县人民医院	乔龙巴特
506	和布克赛尔县人民医院	马淑玲
507	和布克赛尔县人民医院	孙都强
508	和布克赛尔县人民医院	王　政

续表

序　号	单位名称	姓　名
509	和布克赛尔县人民医院	党金红
510	和布克赛尔县人民医院	王　强
511	和布克赛尔县人民医院	闵　德
512	和布克赛尔县人民医院	哈那提
513	和布克赛尔县人民医院	努尔山
514	和布克赛尔县人民医院	巴　彦
515	和布克赛尔县人民医院	巴德玛拉
516	和布克赛尔县人民医院	李子玉
517	和布克赛尔县人民医院	杜古尔苏荣
518	和布克赛尔县人民医院	欧勒玛
519	和布克赛尔县人民医院	沈绩玲
520	和布克赛尔县人民医院	丁爱红
521	和布克赛尔县人民医院	赵永梅
522	和布克赛尔县人民医院	鲁　鑫
523	和布克赛尔县人民医院	琪琪格
524	和布克赛尔县人民医院	薛珍珍
525	和布克赛尔县人民医院	苏尚义
526	和布克赛尔县人民医院	张文刚
527	和布克赛尔县人民医院	阿丽玛古丽
528	和布克赛尔县人民医院	哈尔哈提
529	和布克赛尔县人民医院	张秀莲
530	和布克赛尔县人民医院	布鲁更
531	和布克赛尔县人民医院	曾晓丽
532	和布克赛尔县人民医院	努尔沙拉
533	和布克赛尔县人民医院	郭建文
534	和布克赛尔县人民医院	叶海晨
535	和布克赛尔县人民医院	吴泽奇

序　号	单位名称	姓　名
536	和布克赛尔县人民医院	巴登琪琪格
537	和布克赛尔县人民医院	叶尔登琪琪格
538	和布克赛尔县人民医院	阿德列提
539	和布克赛尔县人民医院	朱玛汗
540	和布克赛尔县人民医院	张　鹏
541	和布克赛尔县人民医院	香　亮
542	和布克赛尔县人民医院	阿　忍
543	和布克赛尔县人民医院	何正亮
544	和布克赛尔县人民医院	孙　江
545	和布克赛尔县人民医院	阿依多斯
546	和布克赛尔县人民医院	革　命
547	和布克赛尔县人民医院	王西玉
548	和布克赛尔县卫生局	初向东
549	和布克赛尔县卫生局	孙光剑
550	和布克赛尔县卫生局	杨文明
551	新疆塔什库尔干塔吉克自治班迪尔乡卫生院	朱元宝
552	新疆塔什库尔干塔吉克自治班迪尔乡卫生院	克比克
553	新疆塔什库尔干塔吉克自治班迪尔乡卫生院	祖拜达
554	新疆塔什库尔干塔吉克自治达布达乡卫生院	赛依提苏拉甫
555	新疆塔什库尔干塔吉克自治县人民医院	古海尔·阿力甫
556	新疆塔什库尔干塔吉克自治县人民医院	付彩萍
557	新疆塔什库尔干塔吉克自治县人民医院	合巴丽
558	新疆塔什库尔干塔吉克自治县人民医院	杨　玲
559	新疆塔什库尔干塔吉克自治县人民医院	王文秀
560	新疆塔什库尔干塔吉克自治县人民医院	普拉提·米尔干
561	新疆塔什库尔干塔吉克自治县人民医院	帕丽达·墓尼
562	新疆塔什库尔干塔吉克自治县人民医院	尤力瓦斯

续表

序　号	单位名称	姓　名
563	新疆塔什库尔干塔吉克自治县人民医院	古丽米热·居马
564	新疆塔什库尔干塔吉克自治县人民医院	艾克拜尔艾力
565	新疆塔什库尔干塔吉克自治县人民医院	马斯吐拉·艾孜买提
566	新疆塔什库尔干塔吉克自治县人民医院	买丽亚木
567	新疆塔什库尔干塔吉克自治县人民医院	安扎尔·艾沙胡加
568	新疆塔什库尔干塔吉克自治县人民医院	皮热木拜克
569	新疆塔什库尔干塔吉克自治县人民医院	玉塞因
570	新疆塔什库尔干塔吉克自治县人民医院	帕尔恰汗
571	新疆塔什库尔干塔吉克自治县人民医院	地丽努尔·扎库
572	新疆塔什库尔干塔吉克自治县塔什库尔干乡卫生院	吾守尔买买提·尼夏提
573	新疆塔什库尔干塔吉克自治县塔什库尔干乡卫生院	阿吉库尔班夏·塞依加拉力
574	新疆塔什库尔干塔吉克自治县塔什库尔干乡卫生院	古兰拜尔
575	新疆塔什库尔干塔吉克自治县塔什库尔干乡卫生院	米　娜
576	新疆塔什库尔干塔吉克自治县塔什库尔干镇卫生院	依帕尔·居马克
577	新疆塔什库尔干塔吉克自治县瓦恰乡卫生院	卡依木·达力
578	新疆塔什库尔干塔吉克自治县卫生局	阿力木江·木沙
579	新疆塔什库尔干塔吉克自治县卫生局	沙发尔库力
580	新疆塔什库尔干塔吉克自治县卫生局	程常兰
581	新疆塔什库尔干塔吉克自治县人民医院	布沙热木